Descubriendo LA NUEVA MEDICINA GERMÁNICA:

Un enfoque revolucionario para la salud y el bienestar

AVISO LEGAL

Este libro tiene como propósito proporcionar información general sobre la Nueva Medicina Germánica (NMG) basada en las ideas propuestas por su fundador, el Dr. Ryke Geerd Hamer. La información presentada no debe interpretarse como asesoramiento médico ni sustituir la atención profesional, diagnóstico o tratamiento médico proporcionado por personal sanitario cualificado.

Uso educativo y no médico
La información contenida en este libro tiene fines exclusivamente educativos y divulgativos. No está destinada a diagnosticar, tratar, curar o prevenir ninguna enfermedad, y no debe utilizarse como base para tomar decisiones relacionadas con la salud sin la orientación de un médico o profesional de la salud debidamente acreditado. Recomendamos a los lectores que ante cualquier duda sobre su estado de salud consulten a un profesional autorizado.

Responsabilidad del lector
El autor y los editores no asumen ninguna responsabilidad por los resultados derivados del uso inapropiado o incorrecto de la información proporcionada. El lector asume la completa responsabilidad de cualquier decisión que tome basada en los contenidos de este libro. La aplicación de cualquier teoría, técnica o procedimiento

mencionado debe realizarse bajo la supervisión de un profesional de la salud calificado.

Cumplimiento legal
El contenido de este libro respeta la libertad de expresión, pero no pretende sustituir el marco regulatorio y las recomendaciones médicas basadas en la evidencia científica actual. Por lo tanto, el autor y los editores no se hacen responsables de ningún perjuicio que pueda derivarse de la interpretación o el mal uso de la información contenida en este libro.

Exención total de responsabilidad
El autor y los editores se eximen de toda responsabilidad, directa o indirecta, derivada de cualquier daño físico, emocional o económico que pudiera resultar del uso de la información aquí contenida. Este libro no promueve ni sugiere la interrupción de tratamientos médicos convencionales, ni el reemplazo de la atención médica profesional.

Descubriendo La Nueva Medicina Germánica: un enfoque revolucionario para la salud y el bienestar

© 2024, por JD. Todos los derechos reservados.

ÍNDICE

INTRODUCCIÓN... 7
Ryke Geerd Hamer :
Biografía.. 12
Capítulo 1: los Principios fundamentales de la Nueva
Medicina Germánica.. 17
- Origen de la teoría de las cinco leyes biológicas... 17
- El choque biológico o Síndrome de Dirk Hamer
(DHS)... 19
- Relación entre psique, cerebro y órganos............ 21
    Cerebro nuevo:.. 24
- Introducción a los Programas Biológicos Especiales
(SBS)...26
**Capítulo 2: Las Cinco Leyes Biológicas en
profundidad.. 27**
- Primera ley: La ley férrea del cáncer y el DHS...... 27
- Segunda ley: Las dos fases de todas las
enfermedades... 29
- Tercera ley: El sistema ontogenético de las
enfermedades... 32
- Cuarta ley: El sistema ontogenético de los
microbios..34
- Quinta ley: La quintaesencia, el sentido biológico
especial.. 37
**Capítulo 3: El Programa Biológico Especial (SBS):
respuesta natural del cuerpo......................................40**
- Cómo se activan los SBS... 40
- Fases del SBS: fase de conflicto activo y fase de
curación..41
Capítulo 4: Ectodermo...45
- El ectodermo: origen embrionario y su relación con

los conflictos biológicos...45
- Tejidos asociados..46
- Conflictos asociados... 46
- Enfermedades relacionadas con el ectodermo.......49
- Microbios y el ectodermo: el papel de los virus en la curación..54

Capítulo 5.1: Mesodermo reciente............................ 57
- El mesodermo reciente..57
- Tejidos asociados...57
- Conflictos asociados..58
- Enfermedades relacionadas con el mesodermo reciente... 61
- El papel de los microbios en la curación del mesodermo reciente.. 64

Capítulo 5.2: Mesodermo antiguo............................. 66
- El mesodermo antiguo...66
- Tejidos asociados...67
- Conflictos asociados..68
- Enfermedades o patologías relacionadas con el mesodermo antiguo.. 70
- Los microbios en el mesodermo antiguo............. 72

Capítulo 6: Endodermo.. 73
- El endodermo: origen embrionario y su relación con los conflictos biológicos..73
- Tejidos asociados...74
- Conflictos asociados...75
- Patologías relacionadas con el endodermo...........77
- Microbios y el endodermo: el papel de las bacterias en la curación..79

Capítulo 7: La lateralidad biológica en la Nueva Medicina Germánica.. 81

Capítulo 8: Métodos de diagnóstico........................ 84
- Introducción al diagnóstico en la NMG.................. 84

4

- La importancia de la historia emocional del paciente 88
- Relación con el cerebro: 89
- Interpretación de los resultados 92
- Métodos clínicos complementarios: 93
- Importancia del seguimiento diagnóstico: 98

Capítulo 9: Tratamientos 102
- Tratamiento del conflicto biológico 102
- Acompañamiento durante la fase de curación 103
- Rol de los tratamientos médicos convencionales 104
- Tratamientos naturales y complementarios 105
- Evitar la reactivación del conflicto 106

Capítulo 10: El enfoque terapéutico en la NMG 108
- Cómo trabajar en la resolución de los conflictos emocionales 108
- Técnicas y enfoques terapéuticos recomendados 109
- El papel de la autocomprensión y el empoderamiento del paciente 114
- Integración de la NMG con otros enfoques terapéuticos 115
- Aplicación de las cinco leyes biológicas en el enfoque terapéutico 116

Capítulo 11: Críticas y controversias 118
- Fundamentos científicos cuestionados 118
- Rechazo de tratamientos médicos convencionales ... 119
- Procedimientos legales y prohibiciones 120
- Falta de verificación científica 121
- Controversia ética 121
- Conexiones controversiales con grupos antisistema. 122
- Conclusión 123

5

Capítulo 12: El futuro de la NMG............... 124
- Expansión de la NMG: Nuevas comunidades y seguidores.............. 124
- Desafíos científicos y médicos............... 125
- Regulación y desafíos legales............... 126
- Futuro de la NMG como enfoque complementario.... 127
- Aceptación social y cultural............... 128
- La visión de los seguidores de la NMG............... 129

INTRODUCCIÓN

Historia de la Nueva Medicina Germánica

La Nueva Medicina Germánica (***NMG***) fue desarrollada por el doctor Ryke Geerd Hamer a finales de la década de 1970. El origen de su teoría está profundamente vinculado a una tragedia personal. En 1978, su hijo Dirk Hamer murió a causa de un disparo, lo que provocó un profundo impacto emocional en el Dr. Hamer. Poco tiempo después, él mismo fue diagnosticado con cáncer testicular. Esta experiencia lo llevó a investigar una posible relación entre los conflictos emocionales intensos y el desarrollo de enfermedades.

Como jefe de medicina interna en la Clínica Universitaria de Tübingen, el Dr. Hamer comenzó a estudiar a sus pacientes con cáncer y descubrió que todos ellos habían sufrido un choque emocional severo **(Síndrome de Dirk Hamer DHS)** antes de desarrollar la enfermedad. A partir de estas observaciones, formuló lo que llamó las **Cinco Leyes Biológicas**, que constituyen el fundamento de la NMG. Estas leyes describen cómo los conflictos biológicos impactan el cuerpo y desencadenan programas de supervivencia, llamados **Programas Biológicos Especiales (SBS)**.

La NMG revolucionó la manera de comprender las enfermedades, sugiriendo que cada síntoma físico tiene un sentido biológico específico y no es un error del cuerpo, sino una respuesta adaptativa frente a situaciones de estrés emocional extremo. Desde su creación, la NMG ha sido objeto de controversias, pero también ha sido defendida por muchos de sus seguidores que afirman haber experimentado mejoras significativas en su salud al abordar los conflictos emocionales subyacentes a sus enfermedades.

Este enfoque pone énfasis en la conexión entre la psique, el cerebro y el cuerpo, y ha sido visto como una propuesta alternativa a la medicina convencional, aunque no ha sido ampliamente aceptada por la comunidad médica oficial. Sin embargo, ha dejado una huella significativa en el campo de la medicina integrativa y ha motivado a muchas personas a explorar la relación entre sus emociones y su bienestar físico.

Importancia de la conexión mente-cuerpo

La relación entre la mente y el cuerpo ha sido objeto de estudio y discusión a lo largo de la historia de la medicina y la filosofía. Esta conexión es un pilar fundamental para comprender la aparición y el desarrollo de las enfermedades. El cuerpo no actúa de manera independiente frente a los conflictos emocionales; más bien, las emociones, los pensamientos y las experiencias vividas tienen un impacto directo en los procesos biológicos del organismo.

La teoría de la NMG postula que cada enfermedad comienza con un choque emocional inesperado, conocido como Síndrome de Dirk Hamer (DHS), que afecta simultáneamente a la psique, el cerebro y un órgano correspondiente. Esta visión plantea que la mente y el cuerpo están intrínsecamente conectados a través del cerebro, que actúa como un centro de control biológico. En este sistema, cada tipo de conflicto emocional tiene un correlato específico en el cerebro, lo que a su vez desencadena una respuesta adaptativa en el órgano afectado.

El cerebro actúa como puente entre la psique y los órganos del cuerpo, interpretando el conflicto emocional y poniendo en marcha un Programa Biológico Especial (SBS) para ayudar al cuerpo a adaptarse y superar el desafío emocional.

Este enfoque holístico contrasta con la medicina convencional, que tiende a ver el cuerpo como un sistema autónomo que reacciona de manera puramente fisiológica ante enfermedades o lesiones. La NMG, por el contrario, subraya que cualquier desequilibrio o malestar físico tiene un componente emocional y mental detrás. Las enfermedades no son vistas como fallos en el cuerpo, sino como una respuesta biológica diseñada para ayudar al organismo a gestionar el estrés emocional.

La conexión mente-cuerpo no se limita solo a los choques emocionales intensos, sino que abarca también cómo las emociones y los pensamientos diarios pueden influir en la salud. El estrés crónico, los conflictos emocionales no resueltos y los traumas profundos pueden desencadenar, según esta teoría, procesos de enfermedad en diferentes partes del cuerpo. El papel del cerebro es crucial, ya que no solo actúa como el intermediario que recibe el impacto emocional, sino que también envía señales a los órganos afectados para que reaccionen de acuerdo a la naturaleza del conflicto.

Comprender esta conexión implica adoptar una nueva forma de ver las enfermedades: en lugar de enfocarse únicamente en los síntomas físicos, la NMG invita a explorar las raíces emocionales y mentales que pueden estar detrás de ellos. En muchos casos, abordar estos conflictos emocionales de manera consciente y resolverlos puede ser clave para facilitar la curación física.

En este sentido, propone una visión más integradora de la salud, donde el bienestar físico no puede estar separado del bienestar emocional. De hecho, la medicina moderna ha comenzado a reconocer esta conexión mente-cuerpo a través de campos como la psiconeuroinmunología, que estudia cómo el sistema nervioso y el sistema inmunológico interactúan bajo el influjo de las emociones. La NMG lleva este concepto un paso más allá al afirmar que las enfermedades tienen su origen en un conflicto emocional no resuelto.

Este enfoque no solo abre la puerta a una nueva forma de tratar las enfermedades, sino también a una manera distinta de prevenirlas. Si somos capaces de identificar y manejar los conflictos emocionales de manera temprana, podemos reducir significativamente las probabilidades de que estos se manifiesten en el cuerpo en forma de enfermedad. En otras palabras, al cuidar de nuestra salud emocional y mental, estamos también cuidando de nuestra salud física.

La importancia de la conexión mente-cuerpo radica en su capacidad para transformar la manera en que entendemos y tratamos las enfermedades. En la NMG, la clave para la curación no está solo en los tratamientos médicos o farmacológicos, sino en el proceso de autocomprensión y resolución de los conflictos emocionales. Esta visión integradora del cuerpo y la mente ofrece una perspectiva más amplia y profunda del bienestar humano, poniendo de relieve que la verdadera salud es el resultado de la armonía entre nuestras emociones, pensamientos y biología.

Ryke Geerd Hamer: Biografía

Primeros años y formación

Ryke Geerd Hamer nació el 17 de mayo de 1935 en Mettmann, Alemania. Desde temprana edad, Hamer mostró gran inclinación por los estudios y una curiosidad intelectual que lo llevó a interesarse por la medicina. Tras completar su educación básica, ingresó a la Universidad de Tübingen para estudiar medicina, donde se graduó con éxito en 1963. Además de medicina, Hamer también tenía un fuerte interés en la teología, lo que refleja su deseo de comprender tanto el cuerpo como el espíritu humano.

A lo largo de su carrera, Hamer se especializó en medicina interna. Trabajó en varias clínicas y hospitales en Alemania, lo que le proporcionó una sólida base de experiencia clínica en diferentes áreas de la medicina. También se interesó por la psiquiatría y la oncología, áreas que jugarían un papel clave en el desarrollo de sus teorías posteriores.

Vida personal y tragedia familiar

En 1978, la vida de Hamer se vio marcada por una tragedia que definiría su carrera profesional y su visión médica. Su hijo, Dirk Hamer, fue herido de gravedad mientras dormía en un yate en las costas de Córcega, como resultado de un disparo en un incidente relacionado con el príncipe Vittorio Emanuele de Saboya, miembro de la familia real italiana. Después de varios meses de lucha por su vida, Dirk falleció en diciembre de ese año. Este evento tuvo un impacto devastador en Hamer, tanto emocional como profesionalmente.

Hamer atribuyó el desarrollo de su cáncer testicular al trauma emocional causado por la muerte de su hijo, Dirk, un evento que definió como el Síndrome de Dirk Hamer (DHS). Según su teoría, los choques emocionales intensos, como la pérdida de un ser querido, desencadenan enfermedades graves, como el cáncer. Este concepto se convirtió en la base para la creación de lo que más tarde se conocería como la Nueva Medicina Germánica.

Carrera médica y primeros logros

A lo largo de su carrera inicial, Hamer fue respetado como médico y obtuvo diversos logros, incluido el desarrollo de varias patentes médicas. Uno de sus inventos más destacados fue un bisturí no traumático, diseñado para minimizar el dolor y el trauma en las intervenciones quirúrgicas. Este invento fue un reflejo de su deseo de reducir el sufrimiento físico de los pacientes y su inclinación por la innovación médica.

A pesar de su éxito temprano en la medicina convencional, la tragedia personal con su hijo lo llevó a distanciarse de los enfoques médicos tradicionales y a centrarse en sus teorías sobre la relación entre las emociones y las enfermedades. Fue en este momento que empezó a formular la idea de que los conflictos emocionales no resueltos eran la causa de todas las enfermedades.

En 1981, presentó su tesis titulada "El Síndrome de Hamer y la Ley de Hierro del Cáncer" en la Universidad de Tübingen, pero su trabajo fue rechazado por falta de evidencia científica y rigor metodológico. La universidad consideró que sus conclusiones no eran objetivas ni estaban sustentadas por investigaciones previas.

La pérdida de su licencia médica

Hamer comenzó a generar controversia cuando algunos de los pacientes que seguían sus teorías rechazaron tratamientos convencionales como la quimioterapia y la radioterapia, lo que resultó en algunos fallecimientos. En 1986, tras múltiples denuncias de mala praxis, el tribunal médico alemán decidió revocarle la licencia para ejercer la medicina. La revocación se basó en la falta de cumplimiento de los estándares médicos establecidos y en el peligro que representaba para los pacientes.

A pesar de la pérdida de su licencia, Hamer continuó practicando su sistema médico alternativo, abriendo clínicas ilegales en varios países de Europa. En estos centros, trataba a pacientes con cáncer utilizando únicamente los principios de la NMG, lo que condujo a varios fallecimientos, según informes de periodistas y las autoridades sanitarias.

Problemas legales y encarcelamiento

A lo largo de los años, Hamer enfrentó múltiples procesos judiciales debido a la práctica ilegal de la medicina. Fue encarcelado en varias ocasiones. En 1997, Hamer fue condenado en Alemania a 12 meses de prisión por ejercer la medicina sin licencia. Posteriormente, fue encarcelado en Francia, donde pasó dos años en prisión entre 2004 y 2006 por los mismos cargos, además de ser condenado por fraude relacionado con sus clínicas clandestinas.

Durante sus juicios, Hamer sostuvo que las autoridades médicas y gubernamentales estaban conspirando en su contra, argumentando que su método de tratamiento no era aceptado debido a los intereses de la industria farmacéutica.

Vida posterior y exilio

Con el paso del tiempo, Hamer decidió exiliarse en Noruega, donde vivió hasta sus últimos días. A pesar de la presión legal en Europa, continuó promoviendo la Nueva Medicina Germánica desde Noruega y atrajo un considerable número de seguidores que creían en sus teorías. A lo largo de su vida en el exilio, publicó varios libros sobre la NMG y mantuvo contacto con su comunidad de seguidores.

Aunque fue incapaz de recuperar su licencia médica, su influencia continuó extendiéndose a través de sus escritos y de los practicantes que siguieron sus enseñanzas.

Muerte y legado

Ryke Geerd Hamer murió el 2 de julio de 2017 a los 82 años en Noruega. A pesar de las múltiples controversias y condenas judiciales, su legado persiste a través de la Nueva Medicina Germánica, que aún cuenta con seguidores en varias partes del mundo. Sin embargo, esta medicina ha sido fuertemente condenada por la comunidad científica y médica, que la considera una pseudociencia peligrosa.

Para algunos, Hamer fue un visionario que desafió los paradigmas médicos tradicionales; para otros, fue un hombre cuyas ideas no respaldadas por la ciencia pusieron en peligro la vida de muchas personas. Su vida y su obra siguen siendo objeto de debate tanto dentro como fuera del ámbito médico.

Capítulo 1: los Principios fundamentales de la Nueva Medicina Germánica

- **Origen de la teoría de las cinco leyes biológicas**

La teoría de las cinco leyes biológicas fue formulada por el doctor Ryke Geerd Hamer, médico alemán, a finales de la década de 1970, tras una experiencia personal devastadora. La muerte de su hijo Dirk en 1978, a causa de un disparo, llevó a Hamer a desarrollar un cáncer testicular poco tiempo después. Este hecho despertó en él el interés por investigar la relación entre los traumas emocionales y el desarrollo de enfermedades físicas, marcando el inicio de sus investigaciones que culminarían en la creación de la Nueva Medicina Germánica (NMG).

Hamer comenzó a estudiar a pacientes con cáncer, y observó que todos ellos habían experimentado lo que él llamó un "choque biológico" o Síndrome de Dirk Hamer (DHS), un evento inesperado que impactaba profundamente a nivel emocional. Este choque emocional, según Hamer, provocaba una reacción en el cerebro que desencadenaba un proceso en los órganos, lo que resultaba en la manifestación de una enfermedad. A partir de estas observaciones, desarrolló su teoría basada en lo que denominó las Cinco Leyes Biológicas.

Estas leyes describen los procesos biológicos que se activan en el cuerpo como respuestas naturales y adaptativas a conflictos emocionales no resueltos. Hamer postulaba que las enfermedades no son fallos o errores del cuerpo, sino programas biológicos especiales que buscan ayudar al organismo a adaptarse y sobrevivir ante situaciones estresantes. Según esta visión, las enfermedades tienen un sentido biológico, ya que permiten que el cuerpo gestione el conflicto y, una vez que este se resuelve, el cuerpo entra en una fase de curación.

La teoría de las cinco leyes biológicas rompía radicalmente con los conceptos tradicionales de la medicina convencional. En lugar de ver las enfermedades como anomalías que deben ser eliminadas, Hamer las consideraba como respuestas naturales y programadas del organismo que seguían un curso predecible.

El origen de esta teoría no solo proviene de la experiencia personal de Hamer, sino también de años de estudio clínico y de la observación de miles de pacientes. Para Hamer, la clave para comprender y tratar las enfermedades no residía únicamente en los aspectos físicos, sino en la capacidad de identificar y resolver los conflictos emocionales que desencadenan el proceso biológico especial en el cuerpo.

- **El choque biológico o Síndrome de Dirk Hamer (DHS)**

El choque biológico o Síndrome de Dirk Hamer (DHS) es un concepto central en la teoría de la NMG. Fue formulado por el doctor Ryke Geerd Hamer en honor a su hijo Dirk, y constituye el punto de partida de las enfermedades según su enfoque. Este choque emocional se refiere a un evento inesperado, dramático y altamente estresante que impacta simultáneamente la psique, el cerebro y un órgano específico del cuerpo.

El DHS se caracteriza por las siguientes condiciones:

Impacto inesperado:
El choque debe ser completamente inesperado. Es decir, el individuo no tiene preparación emocional o mental para el evento que experimenta. Este impacto súbito es lo que distingue al DHS de otros tipos de estrés que la persona puede enfrentar en su vida cotidiana.

Conflicto vivido en aislamiento:
La persona que sufre el DHS lo vive de manera aislada, lo que significa que siente que no puede compartir o procesar el conflicto con otros. Esto

intensifica el impacto emocional, ya que el individuo percibe que no tiene recursos ni apoyo para enfrentar la situación.

Conflicto biológico:
A diferencia de un conflicto meramente psicológico, el DHS es un conflicto biológico. Esto significa que el cuerpo lo percibe como una amenaza para la supervivencia, lo que provoca una respuesta inmediata en el cerebro y, por tanto, en un órgano específico. Esta respuesta es una adaptación biológica destinada a gestionar el conflicto.

Afecta simultáneamente a la psique, el cerebro y el órgano:
El DHS tiene un triple impacto, afectando al mismo tiempo la mente, una región concreta del cerebro y el órgano relacionado con esa parte del cerebro. Según Hamer, cada tipo de conflicto emocional activa un área específica del cerebro, que a su vez controla un órgano determinado.

Una vez que ocurre el DHS, el cerebro pone en marcha un Programa Biológico Especial (SBS) diseñado para ayudar al individuo a adaptarse y sobrevivir frente a la situación de estrés. Durante la fase activa del conflicto, el órgano correspondiente puede sufrir modificaciones (crecimiento celular, necrosis, ulceración, etc.), dependiendo del tipo de conflicto y del órgano involucrado. Estos cambios son parte de una respuesta biológica con sentido, no errores o disfunciones del cuerpo.

El DHS es el factor determinante que desencadena el inicio de un SBS y, por ende, el desarrollo de la enfermedad. La fase de resolución del conflicto, es decir, cuando la persona logra procesar y resolver el conflicto emocional que dio lugar al DHS, es lo que permite que el cuerpo entre en una fase de curación.

Comprender y resolver el DHS es clave para la curación de cualquier enfermedad. El enfoque no está en tratar los síntomas, sino en identificar y abordar el conflicto emocional subyacente que provocó el choque biológico. Solo así el individuo puede alcanzar la verdadera curación y restaurar el equilibrio en su cuerpo.

- **Relación entre psique, cerebro y órganos**

La conexión entre la psique, el cerebro y los órganos del cuerpo es fundamental para comprender cómo se originan y desarrollan las enfermedades. Según la teoría del Dr. Hamer, estas tres entidades están intrínsecamente relacionadas y funcionan como un sistema integrado que responde a los conflictos emocionales. Esta relación es clave para entender los mecanismos detrás de los SBS y su impacto en la salud física.

1. Psique
La psique es el punto de partida en el proceso de enfermedad. Es la parte del ser humano que percibe y procesa los conflictos emocionales. Cuando una persona experimenta un DHS, este evento emocional impacta primero en la psique. La forma en que la psique interpreta el conflicto es lo que determina la naturaleza de la respuesta biológica en el cuerpo. Si el conflicto no se resuelve, la psique queda en un estado de estrés, manteniendo activo el SBS correspondiente.

2. Cerebro
El cerebro actúa como el centro de control que traduce el conflicto emocional percibido por la psique en una respuesta física. Hamer identificó áreas específicas del cerebro que están conectadas con órganos particulares del cuerpo. Cada tipo de conflicto emocional impacta una región específica del cerebro, lo que provoca una reacción biológica en el órgano correspondiente. Esta conexión entre cerebro y órgano es crucial para la activación de los SBS, ya que el cerebro actúa como un intermediario que envía señales al órgano afectado.

Hamer cartografió estas conexiones en lo que llamó los focos de Hamer (FH), que son alteraciones visibles en las tomografías cerebrales, y que corresponden a zonas específicas del cerebro afectadas por el choque biológico. Estos focos están conectados con órganos a través de los nervios que controlan las funciones de esos tejidos.

En la NMG, el cerebro se divide en dos grandes áreas que corresponden a distintas etapas evolutivas: el cerebro antiguo (o arcaico) y el cerebro nuevo (o moderno). Estas áreas están relacionadas con diferentes tipos de conflictos biológicos y con los órganos que controlan.

Cerebro antiguo:

El cerebro antiguo comprende el tronco cerebral y el cerebelo . Estas son las áreas más primitivas del cerebro, asociadas con la supervivencia básica y los instintos fundamentales.

- *Tronco cerebral:* controla los órganos primitivos relacionados con funciones básicas como la respiración, la digestión y la supervivencia. Los conflictos biológicos gestionados por el tronco cerebral son aquellos relacionados con la supervivencia pura, como conflictos de "muerte", "miedo a morir de hambre" o "ahogo".

- *Cerebelo:* está relacionado con los conflictos de protección y es el encargado de controlar órganos derivados del mesodermo antiguo, como las glándulas mamarias o el peritoneo. Los conflictos asociados a esta parte del cerebro suelen ser de tipo de protección o ataque, como "amenaza a la integridad" o "pérdida de protección".

Cerebro nuevo:

El cerebro nuevo abarca las áreas más desarrolladas evolutivamente, como el cerebro medular (parte de la médula cerebral) y la corteza cerebral, y está relacionado con conflictos más complejos y emocionales.

- Cerebro medular (sustancia blanca): controla los órganos derivados del mesodermo nuevo, como los huesos, músculos, vasos sanguíneos, entre otros. Los conflictos que gestionan estas estructuras son de desvalorización, como sentirse inútil o inadecuado en algún aspecto de la vida.

- Corteza cerebral (neocórtex): está relacionada con los conflictos sociales, territoriales y de identidad. Los órganos que controlan provienen del ectodermo, como la piel, las mucosas y ciertos órganos sensoriales. Los conflictos manejados por esta área del cerebro incluyen pérdidas de contacto, separación y de identidad.

3. Órgano
Una vez que el cerebro recibe la señal del conflicto emocional, envía instrucciones al órgano correspondiente para que responda. Cada órgano del cuerpo está vinculado a un tipo de conflicto específico, y la respuesta biológica que se activa es parte de un programa de supervivencia.

Durante la fase activa del conflicto, el órgano puede sufrir modificaciones como crecimiento celular (hiperplasia), disminución celular (necrosis) o alteración de la función (ulceración, inflamación). Estos cambios no son vistos como una patología en sí misma, sino como parte del proceso adaptativo que busca resolver el conflicto. Una vez que el conflicto emocional es resuelto, el órgano entra en una fase de curación, donde los tejidos afectados se regeneran y los síntomas de la enfermedad desaparecen.

Interacción dinámica
Lo que distingue a la NMG es su visión holística de la interacción entre la psique, el cerebro y los órganos. A diferencia de la medicina convencional, que tiende a ver los órganos de forma aislada, la NMG sostiene que cualquier síntoma físico está directamente relacionado con un conflicto emocional que afecta al cerebro. Según este enfoque, no se puede tratar eficazmente una enfermedad sin abordar el conflicto emocional subyacente que originó la respuesta biológica especial.

Esta interconexión psique-cerebro-órgano permite predecir el curso de la enfermedad, ya que el tipo de conflicto, la región del cerebro afectada y el órgano implicado siguen un patrón predecible según estas leyes.

- **Introducción a los Programas Biológicos Especiales (SBS)**

Los SBS son activados por un DHS, representan una respuesta natural y adaptativa del cuerpo frente a un conflicto inesperado y dramático. Los SBS no son fallos del organismo, sino respuestas biológicas con un propósito específico. Cada SBS tiene un patrón predecible de desarrollo y está estrechamente vinculado a las cinco leyes biológicas. Dependiendo del tipo de conflicto y del órgano afectado, el SBS sigue un curso que involucra una fase de conflicto activo y una fase de curación. El propósito biológico del SBS es permitir que el organismo gestione el conflicto y se recupere una vez resuelto.

En los capítulos posteriores se profundizará en cómo se activan estos programas, sus fases y su relación con las cinco leyes biológicas.

Capítulo 2: Las Cinco Leyes Biológicas en profundidad

Las cinco leyes biológicas de la NMG, desarrolladas por el Dr. Ryke Geerd Hamer, son un conjunto de principios que buscan explicar la causa y el desarrollo de las enfermedades desde un enfoque biológico. Estas leyes plantean que las enfermedades no son disfunciones del cuerpo, sino respuestas biológicas programadas ante situaciones de estrés emocional o traumas.

- **Primera ley: La ley férrea del cáncer y el DHS**

La primera ley biológica es conocida como la ley férrea del cáncer, aunque su aplicación se extiende más allá del cáncer y abarca todas las enfermedades. Esta ley postula que toda enfermedad tiene su origen en un choque biológico o síndrome de Dirk Hamer (DHS). Este choque es un evento inesperado, dramático, y que la persona vive de manera intensa y en aislamiento. La ley férrea del cáncer describe cómo se inicia este proceso y cómo afecta al organismo en tres niveles: psique, cerebro y órgano.

La ley férrea del cáncer establece los siguientes principios:

1. Choque biológico o DHS
El choque biológico (DHS) es el punto de partida para cualquier enfermedad según la NMG. Este evento es inesperado, ocurre de manera súbita, y la persona no está preparada emocionalmente para enfrentarlo. Además, la vivencia del choque es intensa y genera un impacto emocional significativo. Un ejemplo de DHS puede ser la pérdida inesperada de un ser querido, un accidente grave o una amenaza repentina a la supervivencia.

2. Triple impacto: psique, cerebro y órgano
Cuando ocurre el DHS, este afecta simultáneamente la psique, el cerebro y un órgano específico del cuerpo. La naturaleza del conflicto emocional que provoca el DHS determina qué área del cerebro y qué órgano serán afectados. En el cerebro, el conflicto se manifiesta como un foco de Hamer (FH), que es visible en una tomografía cerebral como una alteración en una zona específica.

3. El sentido biológico del proceso
La NMG sostiene que este proceso no es patológico en su origen, sino que tiene un sentido biológico. La activación de los Programas Biológicos Especiales (SBS) a partir del DHS tiene el propósito de ayudar al organismo a adaptarse y sobrevivir al conflicto. La enfermedad es vista como una respuesta natural y

adaptativa a la situación de estrés biológico que ha vivido la persona.

4. Aplicación a todas las enfermedades
Aunque esta ley fue inicialmente formulada para describir el desarrollo del cáncer, Hamer extendió su aplicación a todas las enfermedades. Según la NMG, todas las enfermedades se desencadenan de esta manera: a partir de un choque biológico que afecta un área específica del cerebro y un órgano correspondiente. Esto convierte a la ley férrea en el fundamento central., ya que todas las enfermedades siguen este mismo patrón.

5. Resolución del conflicto y fase de curación
La resolución del conflicto biológico es clave para que el cuerpo entre en la fase de curación. Una vez que el conflicto ha sido resuelto en la psique, el cerebro deja de enviar señales de estrés al órgano afectado, y el cuerpo inicia un proceso de reparación. Este proceso de curación puede venir acompañado de síntomas como fiebre, inflamación o dolor, que se interpretan como signos positivos de que el organismo está recuperándose.

- **Segunda ley: Las dos fases de todas las enfermedades**

La segunda ley biológica establece que todas las enfermedades, siempre y cuando el conflicto biológico sea resuelto, se desarrollan en dos fases: la fase de conflicto activo y la fase de curación. Esta ley es clave para entender el curso natural de cualquier enfermedad, ya que describe cómo el cuerpo responde al DHS y cómo se produce la recuperación cuando el conflicto es resuelto.

1. Fase de conflicto activo
La primera fase comienza inmediatamente después del DHS, y es conocida como la fase de conflicto activo o fase simpaticotónica. Durante esta etapa, el cuerpo entra en un estado de estrés elevado. En términos fisiológicos, la persona experimenta una activación del sistema nervioso simpático, lo que provoca una serie de síntomas típicos del estrés, como insomnio, pérdida de apetito, frío en las extremidades y aumento de la tensión arterial. En esta fase, el órgano afectado por el conflicto puede mostrar cambios específicos dependiendo de su origen embrionario.

Durante la fase de conflicto activo, el individuo está emocionalmente afectado por el conflicto que provocó el DHS. Si el conflicto permanece sin resolver, la persona seguirá en esta fase de tensión prolongada, y la enfermedad progresará en función de la magnitud del conflicto y del órgano afectado.

2. Fase de curación
La segunda fase comienza cuando el conflicto biológico es resuelto. Una vez que el individuo ha

encontrado una solución al conflicto, el cuerpo entra en lo que se conoce como la fase de curación o fase vagotónica. Durante esta fase, el sistema nervioso parasimpático toma el control, y el cuerpo comienza un proceso de regeneración y reparación. Los síntomas en esta etapa pueden incluir fatiga extrema, fiebre, inflamación, dolor y retención de líquidos. Estos síntomas de curación son interpretados como positivos, ya que indican que el organismo está reparando los daños causados durante la fase de conflicto activo.

La fase de curación también está marcada por una crisis epileptoide, un breve pero intenso período en el que el cuerpo atraviesa un pico de actividad antes de finalizar la curación. Durante la crisis epileptoide, los síntomas pueden intensificarse temporalmente, y luego disminuir de manera gradual a medida que el cuerpo completa el proceso de curación.

Significado biológico de las dos fases
La segunda ley biológica enfatiza que la enfermedad no es un error o una disfunción del cuerpo, sino una respuesta natural al DHS. La fase de conflicto activo prepara al cuerpo para enfrentar el conflicto, mientras que la fase de curación permite que el organismo repare el daño. Es crucial reconocer en qué fase se encuentra la persona, ya que el tratamiento se basa en identificar y resolver el conflicto emocional subyacente para facilitar la curación.

- **Tercera ley: El sistema ontogenético de las enfermedades**

La tercera ley biológica establece que las enfermedades están directamente relacionadas con las tres capas germinales del embrión: ectodermo, mesodermo y endodermo. Las capas embrionarias son los tres grupos principales de tejidos que se forman durante el desarrollo temprano del embrión. Estos tejidos son responsables de dar origen a todos los órganos y sistemas del cuerpo humano, y se asocian con diferentes áreas del cerebro que controlan sus funciones. Estas capas embrionarias determinan tanto el tipo de órgano afectado como el comportamiento del conflicto biológico que lo desencadena. Esta ley es conocida como el sistema ontogenético de las enfermedades y ofrece un marco para comprender cómo el desarrollo embrionario influye en la manifestación de las enfermedades.

1. Ectodermo
El ectodermo es la capa germinal más externa del embrión y está asociada con los órganos que tienen contacto directo con el entorno, como la piel y el sistema nervioso. Los conflictos que afectan los órganos derivados del ectodermo tienden a estar relacionados con conflictos de separación o contacto emocional, problemas con el "territorio". El área del cerebro que controla esta capa germinal es el *neocórtex*. Durante la fase de conflicto activo, los tejidos ectodérmicos suelen sufrir pérdida de células

(ulceración o necrosis), y en la fase de curación, los tejidos se regeneran, lo que puede causar inflamación o dolor.

2. Mesodermo

El mesodermo se divide en dos partes: el mesodermo antiguo y el mesodermo reciente.

- *Mesodermo antiguo:* está relacionado con tejidos más primitivos, como los huesos, los músculos lisos, algunas membranas... Esta capa está controlada por el *cerebelo*. Los conflictos relacionados con estos tejidos suelen ser conflictos de amenaza o protección. Durante la fase de conflicto activo, estos tejidos tienden a sufrir necrosis, mientras que en la fase de curación, se produce regeneración celular.

- *Mesodermo reciente:* los órganos derivados del mesodermo reciente, como los músculos estriados y los vasos sanguíneos, están relacionados con conflictos de autovaloración. Durante la fase de conflicto activo, los tejidos mesodérmicos recientes pueden perder funcionalidad o masa, pero en la fase de curación se regeneran.

3. Endodermo

El endodermo es la capa germinal más interna, y está relacionado con los órganos primarios, como el sistema digestivo y los pulmones. Los conflictos que afectan los órganos endodérmicos suelen ser conflictos de supervivencia. Durante la fase de conflicto activo, el endodermo reacciona con el crecimiento celular (hiperplasia), y en la fase de curación, estos tejidos experimentan una degradación y reparación.

Comportamiento de las enfermedades según la capa embrionaria
La tercera ley biológica explica que el comportamiento de la enfermedad, tanto durante la fase de conflicto activo como durante la fase de curación, depende del origen embrionario del órgano afectado. Esta ley también muestra que el cerebro actúa como un centro de control, enviando señales a los órganos en función de su capa germinal de origen. Dependiendo de la capa embrionaria, el órgano afectado tendrá una respuesta diferente, y esto explica por qué los síntomas varían según el tipo de conflicto y el tejido involucrado.

- **Cuarta ley: El sistema ontogenético de los microbios**

La cuarta ley biológica se refiere al papel de los microbios en el proceso de enfermedad y curación. Según esta ley, los microbios como bacterias, virus, hongos y micobacterias no son enemigos del cuerpo, sino que actúan como aliados que ayudan en la reparación de los tejidos dañados una vez que el conflicto biológico ha sido resuelto. Esta perspectiva contrasta con la visión tradicional de la medicina, que considera a los microbios como patógenos que causan enfermedades.

La cuarta ley establece que los microbios son activados y controlados por el cerebro, y su función varía según el tipo de tejido afectado y su origen embrionario. Dependiendo de si los órganos afectados provienen del ectodermo, mesodermo o endodermo, los microbios desempeñarán diferentes funciones en la fase de curación.

1. Microbios en tejidos ectodérmicos
Los órganos derivados del ectodermo, como la piel y el sistema nervioso, están relacionados con los conflictos del territorio, separación y contacto. Durante la fase de curación, los virus y algunas bacterias específicas juegan un papel en la inflamación y restauración de los tejidos ulcerados o necrosados durante la fase de conflicto activo. Un ejemplo es la curación de heridas en la piel, donde los virus pueden estar presentes para facilitar la regeneración del tejido dañado.

2. Microbios en tejidos mesodérmicos
En los órganos derivados del mesodermo antiguo y mesodermo reciente, los microbios juegan un papel crucial en la reconstrucción y regeneración de los tejidos. En el mesodermo antiguo, las micobacterias (como los bacilos de Koch) descomponen los tejidos que se han necrosado durante la fase de conflicto

activo, facilitando así la limpieza y regeneración del área. En el mesodermo reciente, los microbios bacterianos apoyan la regeneración de los tejidos musculares, óseos y conectivos.

3. Microbios en tejidos endodérmicos

Los órganos derivados del endodermo (como los pulmones y el sistema digestivo) suelen estar relacionados con conflictos de supervivencia. Los microbios que intervienen en la curación de los tejidos endodérmicos son principalmente las bacterias y los hongos. Durante la fase de curación, estos microbios ayudan a descomponer el exceso de células que crecieron durante la fase de conflicto activo (hiperplasia). Por ejemplo, en un conflicto de "no poder digerir", el conflicto afectará el sistema digestivo, y tras resolverse, bacterias específicas ayudarán a eliminar las células que ya no son necesarias.

Control cerebral de los microbios
La NMG sostiene que el cerebro controla los microbios de manera específica, dependiendo de la capa germinal afectada. Cuando el conflicto biológico se resuelve, el cerebro envía señales que permiten a los microbios comenzar su trabajo en la fase de curación. El proceso no es aleatorio ni patógeno; más bien, sigue un patrón biológico natural que ayuda al cuerpo a restaurar el equilibrio.

Esta ley, por lo tanto, redefine la relación entre el ser humano y los microbios, presentándolos como aliados esenciales en el proceso de recuperación. Los síntomas asociados a infecciones o inflamaciones durante la fase de curación no son señal de que los microbios están atacando al cuerpo, sino de que están colaborando en la reparación y restauración de los tejidos afectados.

- **Quinta ley: La quintaesencia, el sentido biológico especial**

La quinta ley biológica es conocida como la ley de la quintaesencia, y se centra en el sentido biológico especial que tienen todas las enfermedades. Según esta ley, cada proceso que ocurre en el cuerpo durante la fase de conflicto activo y la fase de curación tiene un propósito biológico, es decir, un sentido evolutivo que busca mejorar las posibilidades de supervivencia del individuo. Esta ley presenta la enfermedad no como un error o un fallo del organismo, sino como una estrategia biológica que cumple una función específica.

1. El propósito biológico
Cada conflicto biológico y el correspondiente SBS se desarrollan para ayudar al organismo a adaptarse a una situación de estrés o peligro percibido. Esta adaptación tiene un propósito biológico, que se remonta a los principios de la evolución. Por

ejemplo, en un conflicto de "miedo a morir" (como el que puede surgir en una situación de asfixia o ahogo), el cuerpo reacciona aumentando el tamaño de los alvéolos pulmonares para mejorar la capacidad de absorber oxígeno. Este cambio permite que el organismo tenga una mejor oportunidad de sobrevivir a la amenaza percibida.

2. Sentido biológico en todas las fases
El sentido biológico no solo se encuentra en la fase de conflicto activo, sino también en la fase de curación. Durante la fase activa, el cuerpo adapta sus órganos y tejidos a la situación de conflicto, mientras que en la fase de curación, los síntomas físicos que aparecen (como fiebre, inflamación o dolor) son vistos como parte del proceso de reparación y regeneración de los tejidos afectados. Estos síntomas son indicaciones de que el cuerpo está volviendo al equilibrio.

3. Diferencias según el tipo de órgano
El sentido biológico de los programas también varía según el origen embrionario de los órganos afectados. Los órganos derivados del endodermo, por ejemplo, tienden a aumentar su función durante la fase de conflicto activo, mientras que los órganos derivados del ectodermo tienden a reducir su función durante esta fase. Estas diferencias reflejan las distintas formas en que el cuerpo intenta adaptarse a los conflictos biológicos dependiendo del tejido involucrado.

4. Enfoque integrador de la salud
La quinta ley biológica ofrece una visión integradora de la salud y la enfermedad. En lugar de ver los síntomas como señales de un fallo o un daño en el cuerpo, propone que cada síntoma tiene un sentido, y que el cuerpo está diseñado para enfrentar y resolver los conflictos biológicos de manera natural. Este enfoque invita a los individuos a ver sus enfermedades desde una nueva perspectiva, buscando el sentido biológico detrás de cada proceso.

Reflexión final sobre la quintaesencia
La quinta ley biológica destaca la importancia de comprender el propósito detrás de los síntomas y las enfermedades. Al identificar el conflicto biológico que está en la raíz del problema y entender el sentido biológico del proceso, se puede facilitar la resolución del conflicto y apoyar al cuerpo en su fase de curación. La ley de la quintaesencia concluye que todas las enfermedades y programas biológicos especiales tienen un propósito que se origina en la evolución biológica, y que su objetivo final es asegurar la supervivencia del individuo.

Capítulo 3: El Programa Biológico Especial (SBS): respuesta natural del cuerpo

Los SBS en la Nueva Medicina Germánica son respuestas automáticas y programadas del cuerpo ante choques biológicos o conflictos emocionales inesperados (DHS). Estos programas tienen un propósito adaptativo y constan de dos fases: una fase de conflicto activo y una fase de curación. Las enfermedades no son fallos, sino procesos con sentido diseñados para ayudar al organismo a enfrentar y superar situaciones de estrés extremo.

- **Cómo se activan los SBS**

Los SBS se activan cuando una persona experimenta un DHS. Este, es un evento inesperado y dramático, que afecta a la persona de manera intensa y en soledad, sin que haya tenido tiempo de prepararse para enfrentarlo. A partir de ese momento, el SBS comienza a actuar simultáncamente en tres niveles: la psique, el cerebro y el órgano correspondiente.

1. El conflicto biológico:
Un SBS se activa en respuesta a un conflicto biológico que la persona vive de forma dramática. Este conflicto es un evento que amenaza una de las

40

áreas importantes de la vida del individuo, como su territorio, su supervivencia o su autovaloración.

2. *La triple respuesta:*

- *Psique:* el individuo experimenta una respuesta emocional que afecta su estado psicológico, provocando ansiedad, miedo o angustia según la naturaleza del conflicto.

- *Cerebro:* el conflicto se registra en una zona específica del cerebro, visible en una tomografía cerebral como un foco de Hamer (FH). Este foco afecta un área concreta del cerebro en función del tipo de conflicto biológico y del tejido embrionario al que esté vinculado.

- *Órgano:* el cerebro envía señales a un órgano específico, que sufre una alteración funcional o estructural como respuesta al conflicto. El comportamiento del órgano durante el conflicto depende de su origen embrionario: puede experimentar crecimiento celular, necrosis o pérdida de función.

- **Fases del SBS: fase de conflicto activo y fase de curación**

1. *Fase de conflicto activo (simpaticotónica)*

Se inicia en el momento en que ocurre el DHS y se caracteriza por un estado de estrés continuo.

Durante esta fase, el sistema nervioso simpático está en alerta, lo que provoca síntomas típicos del estrés, como insomnio, pérdida de apetito, frío en las extremidades y un estado de tensión constante. En esta etapa, el órgano afectado también experimenta cambios específicos.

- En los órganos derivados del ectodermo, se produce necrosis o pérdida celular.

- En los órganos derivados del mesodermo, como los huesos, se produce necrosis o pérdida de masa.

- En los órganos derivados del endodermo, se produce una hiperplasia (crecimiento celular).

Si el conflicto permanece sin resolverse, la persona permanece en esta fase de conflicto activo, lo que puede empeorar la enfermedad y aumentar la destrucción del tejido afectado.

2. Fase de curación (vagotónica)

- La fase de curación comienza cuando el conflicto biológico se resuelve. En esta etapa, el cuerpo pasa de estar en modo de estrés (fase simpaticotónica) a un estado de relajación y reparación, conocido como la fase vagotónica.

Durante esta fase, el sistema nervioso parasimpático toma el control, y el cuerpo comienza a regenerar los tejidos dañados.
Los síntomas comunes en la fase de curación incluyen fatiga extrema, fiebre, inflamación y dolor, dependiendo del órgano afectado:

    - En los órganos ectodérmicos, la ulceración o necrosis se reparan con la regeneración de células, lo que puede provocar inflamación y enrojecimiento en la piel.
    - En los órganos mesodérmicos, como los huesos, se produce una regeneración ósea, lo que puede provocar dolor durante el proceso.

    - En los órganos endodérmicos, el exceso de células que se formaron durante la fase activa es degradado y eliminado por el cuerpo.

La crisis epileptoide es un fenómeno que puede ocurrir durante esta fase, en el que se produce un breve pero intenso pico de actividad antes de que el cuerpo entre en la fase final de curación. La crisis epileptoide puede causar síntomas como convulsiones, dolor agudo o fiebre alta.

Significado de las dos fases
La segunda fase de la enfermedad es tan importante como la primera, ya que refleja el proceso de recuperación. Los síntomas que se presentan durante la fase de curación son a menudo interpretados

erróneamente como señales de una enfermedad en progresión, pero en realidad son indicios de que el cuerpo está reparando los daños causados durante el conflicto activo.

Capítulo 4: Ectodermo

- **El ectodermo: origen embrionario y su relación con los conflictos biológicos**

El ectodermo es una de las tres capas germinales formadas durante las primeras etapas del desarrollo embrionario, y de él derivan tejidos clave como la piel (epidermis) o el sistema nervioso. Estos tejidos son fundamentales en nuestra capacidad para interactuar con el entorno, tanto a nivel físico como emocional, ya que permiten el contacto sensorial y motor. El ectodermo está controlado por el **neocórtex**, la parte más reciente y avanzada del cerebro desde una perspectiva evolutiva.

Los conflictos biológicos que afectan a los tejidos derivados del ectodermo están relacionados principalmente con situaciones de separación o pérdida de contacto, o con el "territorio". Cuando una persona experimenta una separación inesperada de un ser querido, un grupo social o una mascota, el cerebro activa un **SBS** que afecta estos tejidos. Durante la fase de conflicto activo, los tejidos ectodérmicos pueden experimentar una pérdida celular (necrosis) como una forma de adaptación para reducir la sensibilidad al dolor emocional.

- **Tejidos asociados**

- Epidermis (piel externa)
- Sistema nervioso central (cerebro y médula espinal)
- Sistema nervioso periférico
- Mucosa oral y nasofaríngea
- Esmalte dental
- Ojos (retina)
- Oído interno (cóclea)
- Nariz (epitelio olfativo)
- Papilas gustativas
- Glándulas sudoríparas (capa externa)
- Glándulas sebáceas
- Mucosa del tracto gastrointestinal alto (esófago y estómago)
- Mucosa de los órganos sexuales externos (vulva, pene, vagina)
- Córnea
- Cristalino
- Uñas
- Cabello

- **Conflictos asociados**

- Conflicto de separación:
La persona siente una pérdida significativa de contacto físico o emocional con alguien cercano o querido. Esto puede ocurrir en situaciones de separación física, como una partida, o en un

distanciamiento emocional. La piel (epidermis) se ve afectada porque se asocia simbólicamente con el contacto y la protección, reaccionando ante la sensación de haber perdido esa conexión. Los síntomas en la piel pueden incluir erupciones, urticaria o sequedad, que representan la separación emocional percibida.

- Conflictos de contacto o falta de contacto:
Estos conflictos ocurren cuando una persona siente la necesidad de más contacto físico o emocional con otros, o, por el contrario, cuando desea evitar el contacto. Esto puede afectar la piel y sus anexos (como el cuero cabelludo, el cabello y las uñas). La pérdida de cabello, por ejemplo, puede relacionarse con la percepción de una separación o una pérdida de contacto significativa.

- Conflicto de vergüenza:
Surge cuando la persona siente que ha sido humillada, deshonrada o que ha perdido la autoestima ante los demás. Este tipo de conflicto afecta la piel (epidermis), que está relacionada con la imagen exterior y la interacción con el entorno. La piel reacciona ante el sentimiento de vergüenza o exposición emocional.

- Conflicto de frustración sexual:
Se refiere a la sensación de no poder satisfacer o expresar deseos sexuales, lo que genera una tensión emocional. Este conflicto afecta los órganos sexuales

externos (vulva, pene, vagina), manifestando síntomas en la piel o mucosas de estos órganos, como irritación o molestias, que simbolizan la frustración de los deseos sexuales no cumplidos.

- Conflicto de identidad:
Se refiere a la sensación de haber perdido el sentido de quién se es o de no poder definirse a sí mismo dentro de un entorno social o personal. Este conflicto afecta la piel, especialmente la epidermis, que está relacionada simbólicamente con el sentido de identidad y protección personal. Pueden aparecer síntomas en la piel como erupciones, sequedad o sensibilidad, reflejando la lucha interna por la identidad.

- Conflictos de ataque o agresión: Estos conflictos están relacionados con la percepción de estar siendo atacado, ya sea de manera física o verbal. En estos casos, las afecciones pueden manifestarse en la piel, ya que este órgano es percibido como una barrera protectora contra el entorno. Afecciones como las urticarias o las heridas pueden estar asociadas a este tipo de conflicto.

- Conflicto de carencia:
Se refiere a la sensación de falta de algo esencial, como recursos, amor o apoyo. Este conflicto afecta las mucosas, especialmente las de la boca y la garganta, manifestando síntomas como sequedad o

irritación en estas áreas, que simbolizan la necesidad insatisfecha.

Es importante tener en cuenta que los conflictos emocionales pueden tener interpretaciones complejas, y esto puede hacer que un mismo conflicto afecte a diferentes órganos derivados de distintas capas germinales, dependiendo de cómo la persona viva y perciba ese conflicto.

Cada conflicto está primariamente asociado a una capa germinal y los órganos que derivan de ella, según la teoría de la NMG. Sin embargo, un mismo conflicto puede afectar órganos de diferentes capas, si el conflicto se interpreta desde diferentes perspectivas emocionales o biológicas.*

- **Enfermedades relacionadas con el ectodermo**

Las enfermedades y patologías asociadas al ectodermo están relacionadas principalmente con los órganos y tejidos que derivan de esta capa germinal, como la epidermis, el sistema nervioso y los órganos sensoriales. A continuación te menciono algunas patologías que están vinculadas con estos tejidos:

1. Enfermedades de la piel (epidermis):

- *Dermatitis:* Inflamación de la epidermis, que puede incluir erupciones, enrojecimiento y picazón. Puede ser causada por alergias, irritantes o estrés emocional.

Conflicto de separación: Falta de contacto físico o emocional, o deseo de separarse de algo o alguien.

- *Psoriasis:* Trastorno crónico de la piel caracterizado por la rápida renovación de las células de la epidermis, lo que genera placas de piel escamosa y enrojecida.
Conflicto de doble separación : Combinación de un conflicto de separación y un conflicto de protección (como el deseo de protegerse del entorno o de recuperar el contacto perdido).

- *Vitíligo:* Trastorno en el que la piel pierde su pigmentación debido a la destrucción de los melanocitos, las células encargadas de producir pigmento en la epidermis.
Conflicto de separación intensa : Conflicto relacionado con la percepción de una separación muy dolorosa o traumática, especialmente en las áreas donde la piel pierde pigmentación.

- *Melanoma:* Tipo de cáncer de piel que se origina en los melanocitos de la epidermis.
Conflicto de desfiguración o ataque a la integridad: Percepción de que la imagen personal o la integridad física está siendo amenazada.

2. Enfermedades del sistema nervioso (derivado del ectodermo):

- *Esclerosis múltiple* : Enfermedad autoinmune que afecta el sistema nervioso central (cerebro y médula espinal), causando la destrucción de la mielina (la capa protectora de las fibras nerviosas), lo que afecta la comunicación entre el cerebro y el resto del cuerpo.
Conflicto de motor o movimiento: Conflictos relacionados con la incapacidad de moverse o actuar, ya sea física o emocionalmente.

- *Epilepsia* : Trastorno neurológico en el que la actividad eléctrica anormal en el cerebro provoca convulsiones recurrentes.
Conflicto de ataque o emboscada : Sensación de estar en constante peligro, bajo amenaza o emboscada emocional.

- *Enfermedad de Parkinson:* Trastorno neurodegenerativo que afecta las células nerviosas del cerebro responsables del control del movimiento. Se manifiesta en síntomas como temblores, rigidez muscular y dificultad para moverse.
Conflicto de falta de control : Sentimiento de estar perdiendo el control sobre la vida o la situación, en especial sobre el movimiento o el entorno.

- *Alzheimer:* Enfermedad neurodegenerativa que afecta las neuronas del cerebro, causando pérdida de memoria, problemas cognitivos y alteraciones en el comportamiento.

Conflicto de no querer recordar o huir del presente: Deseo inconsciente de olvidar una situación emocional difícil o traumática.

- *Neuralgia:* Dolor intenso y punzante que sigue el trayecto de un nervio, causado por daños o irritación de las fibras nerviosas.
Conflicto de ataque a la integridad nerviosa: Conflicto percibido como un ataque o una agresión que afecta los nervios y la sensibilidad.

3. Enfermedades de los órganos sensoriales:

- *Retinopatía:* Afección que daña la retina, la parte del ojo derivada del ectodermo, lo que puede provocar pérdida de visión. La retinopatía diabética es un ejemplo común en personas con diabetes.
Conflicto de miedo a lo que se ve o no querer ver algo: Conflicto relacionado con la percepción visual, tanto en términos de miedo a enfrentar algo como el deseo de evitarlo.

- *Glaucoma:* Trastorno ocular que daña el nervio óptico y puede llevar a la pérdida de visión si no se trata.
Conflicto de control visual: Sentimiento de presión o sobrecarga relacionado con la necesidad de controlar lo que sucede alrededor o lo que se ve.

- *Pérdida de audición neurosensorial:* Afecta la cóclea (oído interno), y puede ser causada por lesiones en las células ciliadas del oído interno o daños en los nervios auditivos.

Conflicto de no querer escuchar: Deseo de bloquear o evitar escuchar algo doloroso o amenazante.

4. Enfermedades relacionadas con mucosas derivadas del ectodermo:

- *Laringitis:* Inflamación de la mucosa de la laringe, que puede derivar en ronquera o dolor de garganta y dificultad para hablar.

Conflicto de no poder expresarse: Dificultad o bloqueo emocional relacionado con la incapacidad de expresar lo que se quiere decir.

- *Faringitis:* Inflamación de la mucosa de la faringe, que provoca dolor de garganta, irritación y a veces fiebre. Es comúnmente causada por infecciones, pero también puede deberse a irritantes o alergias.

Conflicto de no poder tragar una situación: Dificultad emocional para aceptar o "tragar" una experiencia o situación.

- *Rinitis alérgica:* Inflamación del revestimiento mucoso de la nariz (epitelio olfativo). Esta condición se manifiesta con estornudos, congestión nasal y picazón, y es causada por la exposición a alérgenos como el polvo o el polen.

Conflicto de ataque nasal o territorial: Percepción de una invasión o amenaza al territorio personal, especialmente relacionada con el entorno.

Otras patologías relacionadas con el ectodermo:

- *Alopecia areata:* Trastorno autoinmune que afecta los folículos pilosos, derivado del ectodermo, provocando la pérdida de cabello en parches.
Conflicto de separación o miedo a la separación: Sentimiento de pérdida de contacto o miedo a perder una relación importante.

- *Herpes zóster:* Infección viral que afecta los nervios y la piel, donde el virus del herpes reactivado provoca dolor y erupciones cutáneas. La piel afectada y el sistema nervioso, se ven comprometidos en esta condición.
Conflicto de ataque o agresión en una zona específica: Sensación de haber sido atacado emocionalmente o de haber sufrido una agresión en una parte del cuerpo que se manifiesta con dolor y erupción.

- **Microbios y el ectodermo: el papel de los virus en la curación**

En la fase de curación de los tejidos ectodérmicos, los microbios juegan un papel crucial, según la cuarta ley biológica. Los virus y ciertas bacterias son activados por el cerebro para facilitar la reparación de los tejidos dañados.

Virus y la curación de la piel
En condiciones como la dermatitis o la psoriasis, los virus participan en la regeneración de las células epidérmicas. Durante la fase de curación, síntomas como picazón y enrojecimiento pueden estar relacionados con la actividad viral que contribuye a la reparación del tejido.

Bacterias y la regeneración del sistema nervioso
En el sistema nervioso, algunas bacterias facilitan la regeneración de los nervios dañados. Durante esta fase, el cuerpo trabaja para restaurar la funcionalidad completa del sistema nervioso, aunque esto puede ir acompañado de síntomas dolorosos.

Microorganismos en la curación de las mucosas
En las mucosas, como las de la boca, garganta, tracto respiratorio alto y los genitales externos, los virus participan en la regeneración del tejido ulcerado. Las bacterias trabajan para ayudar en la eliminación de los residuos celulares y promover la regeneración del tejido ulcerado. Durante la fase de curación, los síntomas como inflamación, irritación, producción de moco y dolor son signos de que los virus están trabajando activamente para restaurar las mucosas afectadas.

Capítulo 5.1: Mesodermo reciente

- **El mesodermo reciente**

El mesodermo reciente es una de las capas germinales que se forma durante las etapas más avanzadas del desarrollo embrionario. Está controlado por la **sustancia blanca de la corteza del cerebro**. Los órganos derivados del mesodermo reciente están vinculados con la fuerza, la movilidad y la capacidad física, lo que los convierte en componentes clave de los conflictos de autovaloración.

Un conflicto de autovaloración ocurre cuando una persona se siente incapaz, inadecuada o insuficiente en algún aspecto de su vida. Esto puede suceder en situaciones que desafían las habilidades físicas, intelectuales o emocionales del individuo. El choque emocional relacionado con esta sensación de insuficiencia puede desencadenar un DHS, lo que activa un SBS que afecta los tejidos del mesodermo reciente.

- **Tejidos asociados**

- *Músculos estriados:* Responsable del movimiento voluntario del cuerpo, como los músculos de las extremidades.

- *Vasos sanguíneos:* Incluyendo las arterias y venas, que regulan la circulación de la sangre y el control de la presión arterial.

- *Ovarios y testículos:* Responsables de la producción de gametos (óvulos y espermatozoides) y hormonas sexuales.

- *Glándulas suprarrenales (corteza):* Encargadas de la producción de hormonas como el cortisol y la aldosterona, que regulan la respuesta al estrés y el equilibrio de líquidos y sales en el cuerpo.

- *Tendones y ligamentos:* Estructuras que conectan los huesos entre sí o con los músculos y que son clave para el movimiento y la estabilidad articular.

- *Huesos largos:* La parte más interna de los huesos largos, que también son afectados por conflictos de autovaloración.

- **Conflictos asociados**

- *Conflicto de auto-desvalorización:*
Afecta a los huesos. Cuando una persona siente que no tiene valor o que ha fracasado en algún aspecto

importante de su vida, el cuerpo responde con una descalcificación de los huesos.

- Conflicto de auto-desvalorización local:
Dependiendo del tipo de auto-desvalorización, puede afectar diferentes partes del cuerpo. Por ejemplo, si el conflicto está relacionado con la auto-desvalorización en la mano, puede manifestarse como artritis en las manos.

- Conflicto de motor o movimiento:
Afecta a los músculos estriados. Este conflicto surge cuando una persona siente que no puede moverse o realizar una acción importante, ya sea física o simbólicamente.

- Conflicto de protección:
Afecta a la piel (dermis). Este conflicto está relacionado con la sensación de que se necesita protegerse a uno mismo oa alguien más de un ataque o amenaza. Puede manifestarse en la piel como neurodermatitis o esclerodermia.

- Conflicto de ataque:
Afecta a los tejidos conectivos y vasos sanguíneos. Este conflicto se relaciona con la sensación de estar siendo atacado, ya sea física o emocionalmente. Puede manifestarse en el cuerpo con inflamaciones en los tejidos, como en el caso de la vasculitis o fibromialgia.

- Conflicto de no ser capaz de resistir una situación:
Afecta los tendones y ligamentos. Surge cuando una persona siente que no puede resistir o soportar una carga física o emocional, lo que puede llevar a problemas como tendinitis o lesiones en los ligamentos.

- Conflicto de pérdida de control:
Afecta al músculo cardíaco. Este conflicto se manifiesta cuando la persona siente que está perdiendo el control sobre su vida o una situación importante. Puede derivar en afecciones como un infarto de miocardio.

- Conflicto de estar atrapado:
Afecta al diafragma y los músculos respiratorios. Este conflicto aparece cuando una persona se siente atrapada o asfixiada en una situación de la cual no puede escapar. Se manifiesta como dificultad respiratoria o problemas relacionados con el diafragma.

- Conflicto de estructura o soporte:
Afecta la columna vertebral y las articulaciones. Este conflicto aparece cuando una persona siente que no tiene apoyo o estructura en su vida. Puede provocar problemas como hernias discales o artritis en las articulaciones.

*Es importante tener en cuenta que los conflictos emocionales pueden tener interpretaciones complejas, y esto puede hacer

que un mismo conflicto afecte a diferentes órganos derivados de distintas capas germinales, dependiendo de cómo la persona viva y perciba ese conflicto.

Cada conflicto está primariamente asociado a una capa germinal y los órganos que derivan de ella, según la teoría de la NMG. Sin embargo, un mismo conflicto puede afectar órganos de diferentes capas, si el conflicto se interpreta desde diferentes perspectivas emocionales o biológicas.*

- **Enfermedades relacionadas con el mesodermo reciente**

- Osteoporosis:
Pérdida de densidad ósea que debilita los huesos, haciéndolos más susceptibles a fracturas.
Conflicto asociado: Conflicto de auto-desvalorización. La persona siente que no tiene valor o ha fracasado en algún aspecto importante de su vida, lo que lleva a la descalcificación de los huesos. Lo que tiene como objetivo final fortalecer la estructura corporal, adaptando el organismo para que sea más resistente a futuras situaciones que provoquen sentimientos de auto-desvalorización.

- Artritis:
Inflamación de las articulaciones que causa dolor, rigidez y pérdida de movimiento, afectando comúnmente las manos, rodillas o caderas.
Conflicto asociado: Conflicto de auto-desvalorización local. La persona experimenta

una sensación de inutilidad o incapacidad para realizar una función específica en el área afectada.

- Fibromialgia:
Trastorno que provoca dolor generalizado en los músculos y tejidos blandos, acompañado de fatiga y sensibilidad.
Conflicto asociado: Conflicto de ataque. La persona percibe que está siendo atacada física o emocionalmente, lo que provoca inflamación y dolor en los tejidos conectivos y musculares.

- Hernia:
Protrusión de un órgano a través de un punto débil en la pared abdominal.
Conflicto asociado: pérdida de soporte o integridad. Refleja una sensación de debilidad emocional o falta de apoyo en situaciones importantes de la vida.

- Esclerodermia:
Endurecimiento y engrosamiento de la piel, que puede limitar el movimiento y causar daños en los órganos internos en casos severos.
Conflicto asociado: Conflicto de protección. La persona siente la necesidad de protegerse de un ataque o amenaza externa, lo que lleva al cuerpo a generar un endurecimiento de la piel.

- Tendinitis:
Inflamación de los tendones, que provoca dolor y dificultad para mover las articulaciones afectadas.

Conflicto asociado: Conflicto de no ser capaz de resistir una situación. La persona siente que no puede soportar una carga física o emocional, lo que afecta los tendones, provocando inflamación.

- *Infarto de miocardio:*
Daño al músculo cardíaco debido a una interrupción en el flujo sanguíneo, lo que puede provocar dolor en el pecho y, en casos graves, la muerte.
Conflicto asociado: Conflicto de pérdida de control. La persona siente que está perdiendo el control sobre una situación importante, lo que afecta el músculo cardíaco.

- *Hernia discal:*
Desplazamiento de un disco en la columna vertebral que puede causar dolor, entumecimiento o debilidad.
Conflicto asociado: Conflicto de estructura o soporte. La persona percibe que no tiene apoyo o estructura en su vida, lo que se refleja en problemas en la columna vertebral.

- *Dificultad respiratoria:*
Problemas para respirar que pueden incluir sensación de falta de aire o presión en el pecho.
Conflicto asociado: Conflicto de estar atrapado. La persona se siente atrapada o asfixiada en una situación de la cual no puede escapar, lo que afecta los músculos respiratorios y el diafragma.

- **El papel de los microbios en la curación del mesodermo reciente**

Los microbios, como bacterias y virus, desempeñan un papel crucial durante la fase de curación, según la cuarta ley biológica de la NMG. En los tejidos derivados del mesodermo reciente, ciertos tipos de bacterias participan en el proceso de descomposición de células dañadas y en la regeneración de tejidos. Estos microbios no son considerados patógenos, sino colaboradores en la restauración del equilibrio biológico.

En los músculos, las bacterias pueden ayudar a eliminar los restos de células que fueron dañadas durante la fase de conflicto activo, facilitando la formación de nuevas fibras musculares. Este proceso puede estar acompañado de fiebre y dolor muscular, lo que indica que el cuerpo está en pleno proceso de reparación. La inflamación también es una respuesta natural durante esta fase, ya que los microbios trabajan para limpiar los desechos celulares y apoyar la regeneración del tejido.

En los vasos sanguíneos, los microbios pueden ayudar a descomponer las células dañadas y reparar las paredes vasculares. Este proceso puede provocar fluctuaciones en la presión arterial, así como fatiga extrema, mientras el cuerpo se reajusta. Los síntomas de fiebre y dolor de cabeza también pueden estar presentes, pero son indicativos de que los microbios están colaborando activamente en la regeneración.

Capítulo 5.2: Mesodermo antiguo

- **El mesodermo antiguo**

El mesodermo antiguo es una de las capas germinales que se forma durante el desarrollo embrionario. Esta capa está controlada por el **cerebelo**, una parte del cerebro situada en la parte posterior, debajo de los hemisferios cerebrales. De esta capa derivan estructuras clave como los músculos lisos o algunas membranas. Estos tejidos estan involucrados en los conflictos biológicos relacionados con la protección y integridad.

Durante la fase de conflicto activo, los músculos lisos pueden entrar en una contracción sostenida (hipertonía), afectando el funcionamiento de los órganos internos. Cuando el conflicto se resuelve, el cuerpo entra en la fase de curación, donde los músculos lisos comienzan a regenerarse y tienden a engrosarse para ofrecer mayor protección, reflejando el sentido biológico de fortalecerse ante futuras agresiones. En esta fase pueden manifestarse de calambres, dolor o sensación de debilidad en los órganos afectados. Esto se debe a la relajación de los músculos y la restauración del flujo normal en órganos como los vasos sanguíneos o el intestino.

El mesodermo antiguo se diferencia del mesodermo reciente en que su función está más centrada en la defensa y protección frente a ataques externos, mientras que el mesodermo reciente se asocia más con la estructura, movimiento y conflictos de auto-desvalorización.

- **Tejidos asociados**

- *Dermis:* La capa profunda de la piel que ofrece protección y resistencia.

- *Peritoneo:* La membrana que recubre la cavidad abdominal y sostiene los órganos abdominales.

- *Pleura:* La membrana que recubre los pulmones y la cavidad torácica.

- *Pericardio:* La membrana que rodea y protege el corazón.

- *Músculos lisos:* Relacionados con la contracción involuntaria en órganos como los vasos sanguíneos y el tracto digestivo.

- *Glándulas mamarias:* tienen como función principal la producción y secreción de leche

- **Conflictos asociados**

- Conflictos de ataque o amenaza a la integridad física:
Este tipo de conflicto está relacionado con la percepción de un ataque directo a la integridad física, como un accidente o una enfermedad que afecta la protección del cuerpo. Afecta a órganos como el peritoneo, el pericardio y la pleura, que son membranas protectoras que envuelven los órganos vitales.

- Conflictos de integridad:
Este conflicto está relacionado con la percepción de daño o pérdida de integridad física en el cuerpo, afectando estructuras como la piel antigua (piel profunda, dermis. Una persona que sufre un conflicto de integridad podría desarrollar un engrosamiento de la piel o cambios en la dermis, como una forma de "fortalecer" la protección.

- Conflicto de protección:
Afecta las glándulas mamarias o las membranas serosas. Este conflicto está relacionado con la necesidad de proteger a los seres queridos o al hogar. En las mujeres, afecta las glándulas mamarias, que simbólicamente están asociadas con la protección de los hijos. Las membranas serosas (como la pleura, el peritoneo y el pericardio) también se ven afectadas, ya que protegen los órganos internos.

- *Conflictos de pérdida de protección:*
Estos conflictos se asocian a la sensación de no poder proteger o defender un área del cuerpo o a alguien cercano. En este caso, los órganos afectados pueden ser las membranas serosas (peritoneo, pleura), que actúan como barreras protectoras de los órganos internos. Una persona que percibe que ha fallado en proteger algo importante podría desarrollar afecciones en estas membranas.

- *Conflicto de desvalorización en relación a la protección:*
Afecta las glándulas mamarias y las membranas serosas. Este conflicto se produce cuando la persona siente que ha fallado en su rol protector, especialmente en relación con el hogar o los hijos. La sensación de desvalorización en su capacidad de proteger puede afectar las glándulas mamarias (en el caso de las mujeres) o las membranas serosas, que funcionan como protectores biológicos del cuerpo.

- *Conflicto de necesidad de protección:*
Afecta las glándulas mamarias o las membranas serosas. Este conflicto surge cuando una persona siente la necesidad de protección, ya sea para sí misma o para su familia. Afecta las glándulas mamarias en las mujeres o las membranas serosas en general, que actúan como barreras protectoras para los órganos.

*Es importante tener en cuenta que los conflictos emocionales pueden tener interpretaciones complejas, y esto puede hacer que un mismo conflicto afecte a diferentes órganos derivados de distintas capas germinales, dependiendo de cómo la persona viva y perciba ese conflicto.

Cada conflicto está primariamente asociado a una capa germinal y los órganos que derivan de ella, según la teoría de la NMG. Sin embargo, un mismo conflicto puede afectar órganos de diferentes capas, si el conflicto se interpreta desde diferentes perspectivas emocionales o biológicas.*

- **Enfermedades o patologías relacionadas con el mesodermo antiguo**

- *Pleuritis:*
Es la inflamación de la pleura, la membrana que recubre los pulmones y la cavidad torácica. Esta condición puede causar dolor torácico y dificultad para respirar.
Conflicto asociado: problemas de protección y sufrimiento emocional, donde el individuo siente que su seguridad está amenazada o que no cuenta con el apoyo necesario en situaciones difíciles.

- *Peritonitis:*
Se refiere a la inflamación del peritoneo, la membrana que recubre la cavidad abdominal y los órganos internos. Esta afección puede provocar dolor abdominal severo y síntomas de irritación abdominal.

Conflicto asociado: Situaciones de agresión o ataque en el entorno, donde el individuo se siente expuesto a peligros externos o conflictos familiares.

- Pericarditis:
Es la inflamación del pericardio, la membrana que envuelve el corazón. Los síntomas pueden incluir dolor en el pecho y dificultad respiratoria.
Conflicto asociado: preocupaciones sobre la protección de los seres queridos y la inseguridad emocional, donde el individuo siente una amenaza hacia lo que valora o teme por la seguridad de aquellos a quienes ama.

- Diverticulitis:
Inflamación de los divertículos en el colon, que causa dolor abdominal y fiebre.
Conflicto asociado: no poder procesar situaciones o emociones adecuadamente. Este conflicto puede indicar dificultades para manejar situaciones de la vida o emociones no resueltas.

- Fibromas:
Tumores benignos que pueden aparecer en la piel o tejidos subyacentes.
Conflicto asociado: auto-desvalorización o protección. Reflejan un conflicto interno sobre la autoestima y la necesidad de protegerse emocionalmente.

- *Quistes:* sacos llenos de líquido que pueden formarse en diversas partes del cuerpo.
Conflicto asociado: conflictos de protección relacionados con la integridad del tejido. Indican un intento de crear una barrera emocional ante experiencias dolorosas o situaciones estresantes.

- **Los microbios en el mesodermo antiguo**

Los microbios ayudan a prevenir la formación de tejido cicatricial no deseado, permitiendo que la recuperación sea más eficiente y que el tejido funcione correctamente tras la curación. Es común que se presente un edema (hinchazón) debido a la acumulación de fluidos y productos de desecho, y los microbios ayudan a manejar y reducir esta inflamación mediante su actividad en el sitio de la curación.

Capítulo 6: Endodermo

- **El endodermo: origen embrionario y su relación con los conflictos biológicos**

El endodermo es la capa germinal más interna, formada en las primeras etapas del desarrollo embrionario, y de él derivan los órganos internos del cuerpo, como el sistema digestivo, respiratorio, el hígado y las glándulas asociadas. Esta capa embrionaria está controlada por el **tronco cerebral**, que es la parte más antigua del cerebro en términos evolutivos. Regula los tejidos y órganos derivados del endodermo, como los relacionados con la digestión, la respiración y otros sistemas vitales. Los tejidos endodérmicos están estrechamente relacionados con los conflictos biológicos de supervivencia, miedo a la muerte o falta de alimento, ya que estos órganos son fundamentales para mantener las funciones vitales del organismo.

Los conflictos de supervivencia están asociados con situaciones en las que la persona percibe que su vida o la de sus seres queridos está en peligro. Estos conflictos pueden surgir cuando la persona se siente amenazada por la falta de alimento, agua, aire, o cualquier elemento que considere esencial para su subsistencia. Al experimentar este tipo de situación, el cerebro activa un DHS que desencadena un SBS en los órganos derivados del endodermo.

Durante la fase activa, el cuerpo incrementa la actividad celular en los órganos vitales, como el sistema digestivo o respiratorio, para maximizar su eficiencia y asegurar la supervivencia. Al resolverse el conflicto, el cuerpo elimina las células adicionales y restaura su equilibrio biológico.

- **Tejidos asociados**

- Sistema digestivo: mucosa del estómago, intestino delgado y grueso (excepto el recto), páncreas (tejido funcional, no los conductos), hígado (tejido funcional).

- Sistema respiratorio: bronquios y pulmones.

- Glándulas: glándulas salivales, glándulas tiroidea y paratiroidea, glándulas del sistema digestivo (como el hígado y el páncreas).

- Vesícula biliar: mucosa que recubre la vesícula biliar.

- Riñón primitivo: parte del riñón vinculada a la excreción de desechos

- *Amígdalas:* tejido de las amígdalas

Estos tejidos están relacionados con funciones básicas de supervivencia, y suelen verse afectados por conflictos biológicos relacionados con la subsistencia, el miedo a morir, la alimentación o la respiración.

- **Conflictos asociados**

- Conflictos de miedo a morir o sofocación:
Este tipo de conflicto está relacionado con la percepción de una amenaza inminente a la vida o con el miedo a no poder respirar. Afecta a órganos como los pulmones (en particular los alvéolos pulmonares), que están encargados de la respiración. Un ejemplo común sería una persona que, al percibir una situación de peligro mortal, desarrolla un crecimiento celular en los pulmones como una adaptación biológica para aumentar la capacidad respiratoria.

- Conflictos de hambre o miedo a morir de hambre:
Este conflicto afecta principalmente al estómago, los intestinos y otros órganos digestivos. Cuando una persona experimenta un conflicto relacionado con la falta de comida o la imposibilidad de nutrirse adecuadamente, puede experimentar problemas digestivos. Un ejemplo sería una úlcera en el

estómago como respuesta biológica ante la sensación de "hambruna".

- Conflictos de territorio en relación con la comida: En este caso, el conflicto está relacionado con la percepción de que no se puede obtener, ingerir o retener la comida en el "territorio". Los órganos afectados suelen ser los intestinos y las glándulas secretoras en el tracto digestivo. Esto puede manifestarse en forma de problemas intestinales o cambios en la digestión.

- Conflictos de asco o de no poder digerir una situación: Estos conflictos afectan principalmente los órganos del sistema digestivo, como el hígado y los intestinos, y están relacionados con la incapacidad de aceptar o "digerir" una situación emocionalmente desagradable. Un conflicto de asco puede generar afecciones en los intestinos, como el crecimiento celular en las paredes del intestino delgado.

- Conflictos de miedo a perder la vida a causa de intoxicación: Este conflicto afecta los órganos encargados de la desintoxicación y eliminación de desechos, como el hígado y los riñones. Una persona que experimenta un conflicto relacionado con el miedo a ser envenenado o a que una sustancia tóxica entre en su cuerpo podría desarrollar problemas hepáticos o renales como respuesta biológica.

- *Conflictos de miedo a no poder retener lo necesario:* Estos conflictos están relacionados con la incapacidad de retener alimentos o líquidos vitales, afectando a los riñones o los órganos de eliminación. Un ejemplo sería la retención de líquidos o problemas en el sistema urinario cuando la persona siente que su vida está amenazada por la falta de recursos.

*Es importante tener en cuenta que los conflictos emocionales pueden tener interpretaciones complejas, y esto puede hacer que un mismo conflicto afecte a diferentes órganos derivados de distintas capas germinales, dependiendo de cómo la persona viva y perciba ese conflicto.

Cada conflicto está primariamente asociado a una capa germinal y los órganos que derivan de ella, según la teoría de la NMG. Sin embargo, un mismo conflicto puede afectar órganos de diferentes capas, si el conflicto se interpreta desde diferentes perspectivas emocionales o biológicas.*

- **Patologías relacionadas con el endodermo**

- *Cáncer de colon:*
Es un tumor maligno que se desarrolla en el colon o el recto. Los síntomas pueden incluir cambios en los hábitos intestinales, sangre en las heces y dolor abdominal.
Conflicto biológico: el cáncer de colon está relacionado con el miedo a morir de hambre o no poder digerir los alimentos necesarios para la

supervivencia. Este conflicto puede estar vinculado con situaciones en las que la persona siente que no puede "asimilar" o "digerir" una situación difícil o preocupante en su vida.

- Bronquitis:
Es la inflamación de los bronquios, que puede ser aguda o crónica, caracterizada por tos y dificultad para respirar.
Conflicto biológico: la bronquitis está relacionada con conflictos biológicos asociados al miedo a no poder respirar o falta de aire en situaciones de estrés. Por ejemplo, una persona que enfrenta una situación que percibe como opresiva o sofocante puede desarrollar este tipo de conflicto.

- Úlceras gástricas
Son lesiones en la mucosa del estómago que causan dolor y malestar.
Conflicto biológico: las úlceras gástricas están relacionadas con conflictos biológicos vinculados a la incapacidad de digerir una situación emocional o el miedo a la inanición. Este conflicto puede surgir cuando una persona siente que no puede manejar una situación estresante o teme no tener los recursos necesarios para sobrevivir.

- Asma:
Es una enfermedad respiratoria crónica que causa sibilancias y dificultad para respirar.

Conflicto biológico: miedo a no poder inhalar adecuadamente, a menudo vinculado a la percepción de estar atrapado o en peligro, lo que provoca una respuesta de "lucha o huida" en el cuerpo.

- *Hepatitis*

Es la inflamación del hígado, que puede ser causada por infecciones o toxinas.

Conflicto biológico: la hepatitis está asociada a conflictos relacionados con la supervivencia y la sensación de no poder filtrar las toxinas o elementos dañinos que amenazan la vida. Estos conflictos pueden estar vinculados a situaciones en las que la persona percibe que está siendo afectada por algo "tóxico".

- **Microbios y el endodermo: el papel de las bacterias en la curación**

Los órganos del sistema digestivo durante la fase de conflicto activo, pueden experimentar un aumento en el número de células para mejorar la capacidad digestiva. Las bacterias intestinales trabajan para descomponer las células sobrantes en el revestimiento del colon y el estómago durante la fase de curación. Este proceso puede estar acompañado de fiebre y diarrea, que son signos de que el cuerpo está eliminando las células innecesarias y restaurando la funcionalidad del sistema digestivo.

Durante la fase de conflicto activo, los tejidos respiratorios pueden aumentar su grosor para facilitar la absorción de oxígeno. La fase de curación incluye la eliminación de las células adicionales y el restablecimiento de la función pulmonar normal. Durante esta fase, pueden aparecer síntomas como tos, fiebre o infecciones respiratorias, que reflejan el proceso de reparación y limpieza del sistema respiratorio.

Capítulo 7: La lateralidad biológica en la Nueva Medicina Germánica

La lateralidad biológica desempeña un papel crucial en la manifestación de los conflictos emocionales en el cuerpo. Los síntomas físicos que surgen de un conflicto emocional no se manifiestan de manera aleatoria, sino que siguen un patrón biológico basado en la lateralidad del individuo, es decir, en si la persona es diestra o zurda.

Este principio de lateralidad determina de qué lado del cuerpo se desarrollarán los síntomas relacionados con un conflicto específico. Para una persona diestra, los conflictos emocionales relacionados con el entorno familiar más cercano (como la madre o los hijos) tienden a afectar el lado izquierdo del cuerpo. En cambio, los conflictos con el entorno social más amplio (como el padre, la pareja o el trabajo) se manifiestan en el lado derecho. En las personas zurdas, este patrón se invierte: los conflictos familiares cercanos afectan el lado derecho, mientras que los conflictos sociales más amplios se manifiestan en el lado izquierdo.

La lateralidad no solo determina el lado del cuerpo donde se manifiestan los conflictos, sino que también influye en qué órganos o tejidos se verán afectados.

Por ejemplo, un conflicto de separación, como la pérdida del contacto físico con una persona querida, puede afectar a la epidermis, la capa más externa de la piel. En una persona diestra, este conflicto de separación se reflejaría en el lado izquierdo del cuerpo, mientras que en una persona zurda afectaría el lado derecho. De manera similar, los conflictos de autovaloración, que pueden afectar los huesos o los músculos, seguirán el mismo patrón: los diestras experimentarán los síntomas en el lado derecho, mientras que los zurdos los sentirán en el lado izquierdo.

La correcta identificación de la lateralidad es fundamental para poder interpretar adecuadamente cómo y dónde se manifestará un conflicto emocional en el cuerpo. No se trata solo de la preferencia de uso de una mano, sino de un factor clave que define cómo el cerebro distribuye y gestiona los conflictos biológicos.

Además, es común que, durante la fase de curación, el cuerpo atraviese un pico de síntomas conocido como crisis epileptoide, un breve pero intenso empeoramiento de los síntomas antes de que el proceso de curación se complete. Esta crisis también sigue el patrón de lateralidad y afecta al mismo lado del cuerpo donde se originó el conflicto.

Comprender la lateralidad biológica es, por tanto, fundamental para una correcta interpretación de los síntomas. Este concepto no solo ayuda a identificar la naturaleza del conflicto emocional subyacente, sino que también permite predecir el curso del proceso de curación, proporcionando una visión más clara y precisa de cómo los conflictos emocionales se traducen en síntomas físicos. Identificar correctamente la lateralidad de una persona es un paso esencial para aplicar los principios de la NMG de manera efectiva y asegurar que el proceso de curación siga su curso natural, respetando el equilibrio entre mente, cerebro y cuerpo.

Capítulo 8: Métodos de diagnóstico

- **Introducción al diagnóstico en la NMG**

El diagnóstico se fundamenta en la identificación de conflictos emocionales y biológicos que afectan directamente al cuerpo. En lugar de enfocarse únicamente en los síntomas físicos, como lo hace la medicina convencional, la NMG dirige su atención hacia los eventos emocionales traumáticos que el paciente ha experimentado. Estos eventos, conocidos como choques biológicos (DHS), desencadenan programas biológicos especiales (SBS), los cuales son respuestas adaptativas del cuerpo frente a ese conflicto inesperado y dramático.

1. Enfoque general del diagnóstico

El proceso de diagnóstico comienza con la búsqueda del DHS. Este evento traumático desencadena un SBS. El diagnóstico busca identificar cuándo y cómo ocurrió este choque emocional, ya que determina el curso de la enfermedad. Para lograrlo, es fundamental que el paciente recuerde el momento preciso en que vivió un conflicto emocional de gran impacto, y que asocie este evento con el inicio de los síntomas físicos. Este choque emocional tiene un impacto simultáneo en tres niveles:

- *Psique:* El conflicto emocional afecta la mente del paciente, manteniéndolo en un estado de estrés mientras el conflicto no se resuelva.

- *Cerebro:* El DHS también deja una huella visible en el cerebro, conocida como el foco de Hamer (FH), que puede detectarse mediante un escáner cerebral (TAC).

- *Órgano:* Cada conflicto emocional está conectado con un órgano específico, lo que provoca cambios en el tejido u órgano afectado.

El diagnóstico también determina en qué fase se encuentra la enfermedad: si el conflicto sigue activo, el cuerpo está en una fase simpaticotónica (de lucha o alerta), mientras que si el conflicto ha sido resuelto, el cuerpo entra en la fase de curación (vagotónica). Esto influye en los síntomas que el paciente manifiesta en cada momento.

El DHS se puede manifestar de diferentes maneras, dependiendo del tipo de conflicto vivido y de su intensidad. En algunos casos, el paciente puede haber experimentado un conflicto agudo y claro, mientras que en otros casos, el conflicto puede haber sido sutil o prolongado. Estos conflictos a largo plazo pueden manifestarse en la incapacidad de resolver tensiones emocionales persistentes, como la insatisfacción laboral, problemas familiares continuos, dificultades económicas o el estrés emocional acumulado. La acumulación de estos microchoques puede llevar al cuerpo a un estado de conflicto biológico prolongado que, según la NMG, eventualmente impacta el cerebro y los órganos correspondientes.

En lugar de experimentar una fase activa y luego una fase de curación clara, los conflictos emocionales a largo plazo pueden mantener al individuo en una fase activa de menor intensidad pero sostenida, lo que significa que el órgano correspondiente puede estar continuamente afectado. Según Hamer, esto podría llevar a una enfermedad crónica o recurrente. En cualquier situación, la correcta identificación del DHS es crucial para orientar el tratamiento.

2. Diferencias clave con los métodos convencionales

- *Foco en el conflicto emocional (DHS):*
A diferencia de la medicina convencional, que se centra principalmente en los síntomas físicos, la NMG se enfoca en el conflicto emocional subyacente que desencadenó la enfermedad. El DHS es el punto de partida del diagnóstico, y sin su identificación no es posible comprender completamente el origen de la enfermedad.

- *Conexión psique-cerebro-órgano:*

La NMG analiza la relación entre el conflicto emocional, su manifestación en el cerebro y la afectación del órgano. Esto contrasta con el enfoque convencional, que observa el cuerpo y los síntomas de manera más segmentada y sin explorar la conexión emocional.

- Curso de la enfermedad en dos fases:
Todas las enfermedades siguen un curso en dos fases: la fase activa del conflicto y la fase de curación. Mientras que la medicina convencional suele tratar los síntomas en el momento en que aparecen, la NMG busca comprender si el paciente está aún en conflicto o si ya está en el proceso de resolución, lo que determina la naturaleza de los síntomas.

- Papel de los microbios:
En la medicina convencional, los microbios son vistos como agentes patógenos que causan enfermedades. En la NMG, los microbios son colaboradores esenciales en la fase de curación, ayudando a reparar y regenerar los tejidos dañados durante la fase activa del conflicto.

- Individualización del diagnóstico:
Mientras que en la medicina convencional las enfermedades pueden diagnosticarse de manera similar en distintos pacientes basándose en los síntomas, en la NMG cada diagnóstico es único, ya que el conflicto emocional que lo origina es personal

e individual. La experiencia emocional específica del paciente es central en todo el proceso diagnóstico.

- **La importancia de la historia emocional del paciente**

La historia emocional del paciente es fundamental para comprender el origen y el desarrollo de cualquier enfermedad. A diferencia de la medicina convencional, que se enfoca principalmente en los síntomas físicos, la NMG subraya la importancia de explorar el contexto emocional en el que se produjo el choque biológico (DHS). El proceso diagnóstico requiere una profunda investigación de la vida emocional del paciente para poder identificar el evento traumático que desencadenó el programa biológico especial (SBS) y, por lo tanto, la enfermedad.

Estos eventos no necesariamente tienen que ser recientes; en algunos casos, el conflicto emocional puede haberse producido meses o incluso años antes de que aparezcan los primeros síntomas físicos.

A lo largo de este proceso, el paciente puede llegar a identificar conflictos relacionados con aspectos como:

- Pérdida de un ser querido o separación emocional.

- Sensación de desvalorización o fracaso.
- Conflictos de territorio o de supervivencia.

Al identificar estos conflictos emocionales, el terapeuta de la NMG puede empezar a conectar los eventos traumáticos con los síntomas físicos que presenta el paciente.

- **Relación con el cerebro:**

1. El cerebro como centro de control

El cerebro actúa como un centro de control biológico que conecta cada conflicto emocional con un órgano o tejido del cuerpo. Hamer propuso que el cerebro se divide en diferentes áreas, y que cada una de ellas está asociada a tipos específicos de conflictos emocionales y, a su vez, a los órganos correspondientes:

- *El tronco cerebral*, la parte más primitiva del cerebro, está vinculado a los órganos derivados del endodermo, como los órganos digestivos (por ejemplo, el intestino) y los pulmones, así como otros tejidos relacionados con la supervivencia básica.

- *El cerebelo* está relacionado con los conflictos de protección y integridad. Controla los órganos derivados del mesodermo antiguo, como el peritoneo, el pericardio, la pleura, y también tejidos como las glándulas mamarias.

- *La sustancia blanca* de la corteza cerebral gestiona los conflictos de autoevaluación y controla los órganos derivados del mesodermo nuevo, como los músculos, los huesos, y los vasos sanguíneos.

- *La corteza cerebral* también está vinculada a los órganos derivados del ectodermo, como la piel y el sistema nervioso, que responden a conflictos relacionados con el contacto y la separación.

Así, para la NMG, identificar el área afectada del cerebro permitiría no solo conocer el órgano dañado, sino también el tipo de conflicto emocional que está en la raíz del problema.

2. El diagnóstico a través de la tomografía computarizada cerebral (TAC)

Uno de los pilares del diagnóstico en la NMG es el uso de la tomografía computarizada cerebral (TAC). Hamer afirmó que un conflicto emocional no resuelto deja una marca en el cerebro que puede observarse en una TAC como un conjunto de anillos concéntricos. Esta marca, llamada foco de Hamer, se ubica en una zona cerebral específica, según el tipo de conflicto emocional que la persona esté experimentando.

El análisis de estos focos, permite identificar tanto el tipo de conflicto emocional que ha sufrido el paciente como el órgano afectado. Hamer argumentó que estos anillos concéntricos podían ser detectados en cualquier persona que estuviera atravesando un conflicto emocional activo, y que su resolución llevaría a la curación tanto del conflicto como de la enfermedad asociada.

- *Fase activa del conflicto:* En esta fase, el conflicto emocional está en su punto álgido y el foco de Hamer es claramente visible en la TAC.

- *Fase de curación:* Tras la resolución del conflicto, la NMG sostiene que el foco desaparece, lo que señala el comienzo de la recuperación del órgano afectado.

Cabe destacar en este apartado, que esta teoría carece de respaldo científico, porque no se ha demostrado de manera consistente que esos anillos correspondan a conflictos emocionales. Estudios médicos consideran que estos patrones visibles en las tomografías suelen ser artefactos técnicos, es decir, errores en la imagen, y no tienen una correlación comprobada con enfermedades o procesos emocionales. Además, la mayoría de la comunidad científica no ha encontrado pruebas objetivas que respalden la relación directa entre esos "focos" y el desarrollo de enfermedades físicas.

3. Relación entre las capas embrionarias y el cerebro

La NMG relaciona el desarrollo de enfermedades con las capas embrionarias del cuerpo humano, y estas capas están controladas por diferentes áreas del cerebro. Hamer clasifica las capas en tres grupos principales, que se forman durante el desarrollo embrionario:

- *Endodermo:* Controlado por el tronco cerebral y relacionado con los órganos más antiguos en términos evolutivos, como el intestino o los pulmones.

- *Mesodermo:* Asociado con el cerebelo y la sustancia blanca de la corteza cerebral. Afecta a los músculos, huesos o algunas membranas.

- *Ectodermo:* Bajo el control de la corteza cerebral, relacionado con los órganos más recientes desde una perspectiva evolutiva, como la piel y el sistema nervioso.

Cada capa embrionaria tiene un tipo específico de respuesta biológica ante los conflictos emocionales, lo que refuerza la idea de que el cerebro actúa como un mapa que refleja estos conflictos a nivel físico.

- **Interpretación de los resultados**

La interpretación de los resultados, requiere una evaluación integral que combine el análisis de las imágenes cerebrales, los síntomas físicos y la historia emocional del paciente. Es fundamental comprender que el tratamiento y la resolución de las enfermedades pasan por la identificación y resolución del conflicto biológico subyacente.

- **Métodos clínicos complementarios:**

Aunque el enfoque principal del diagnóstico se basa en la identificación del choque biológico (DHS) y los focos de Hamer (FH) en el cerebro, los métodos tradicionales de diagnóstico siguen teniendo su lugar en la evaluación del estado de salud del paciente. Estos métodos pueden utilizarse para observar la fase de curación o los efectos físicos de un conflicto emocional resuelto, complementando así la evaluación basada en las cinco leyes biológicas.

1. Análisis de sangre

Los análisis de sangre siguen siendo una herramienta útil en la medicina complementaria dentro de la NMG. Durante la fase de curación, el cuerpo está sometido a procesos de inflamación, regeneración o eliminación de tejidos afectados. Los análisis de sangre permiten monitorear estos procesos mediante la evaluación de:

- *Niveles de glóbulos blancos:* En la fase de curación, los glóbulos blancos (leucocitos) pueden aumentar, ya que el sistema inmunológico está activo, facilitando la reparación de los tejidos dañados.

- *Marcadores inflamatorios:* Proteínas como la PCR (proteína C reactiva) o la VSG (velocidad de sedimentación globular) pueden estar elevadas durante la fase de curación, indicando la presencia de inflamación.

- *Función hepática y renal:* Estos órganos desempeñan un papel clave en la eliminación de toxinas y la reparación de los tejidos. Los análisis que evalúan la función del hígado (ALT, AST) y los riñones (creatinina, urea) ayudan a verificar cómo está gestionando el cuerpo los desechos metabólicos producidos en la fase de recuperación.

Estos análisis no se utilizan para detectar enfermedades en una fase activa del conflicto, sino más bien para observar cómo el cuerpo avanza en el proceso de curación y regeneración.

2. *Imágenes de rayos X*

Los rayos X pueden ser útiles para visualizar los efectos físicos en los huesos, articulaciones y tejidos duros durante la fase de curación de un conflicto biológico. Durante la fase de curación, es posible observar:

- *Regeneración ósea*: En las radiografías, pueden detectarse signos de callos óseos o engrosamientos, lo que indica que los huesos están sanando después de una fractura o lesión originada en la fase activa del conflicto.

- *Desmineralización ósea:* Los rayos X también pueden mostrar áreas de desmineralización en los huesos, lo que es común durante la fase activa de un conflicto de desvalorización. En la fase de curación, este tejido se regenera, y la radiografía puede mostrar la remodelación ósea.

Estos métodos ayudan a evaluar cómo avanza la reparación de los tejidos duros tras la resolución del conflicto emocional.

3. Ecografías

Las ecografías permiten observar los órganos blandos y son particularmente útiles en la evaluación de la fase de curación de los tejidos derivados del endodermo y el mesodermo antiguo, como el estómago, los pulmones, las glándulas mamarias y el hígado.

- *Tejidos glandulares:* Durante la fase de curación de un conflicto de protección (por ejemplo, en las glándulas mamarias), la ecografía puede mostrar la regeneración o inflamación del tejido glandular.

- *Cavidades corporales:* Las ecografías pueden detectar la acumulación de líquidos, que es una característica común de la fase de curación. Por ejemplo, puede observarse líquido en la cavidad pleural o abdominal, lo que señala que el cuerpo está trabajando para reparar el daño previo causado por el conflicto biológico.

En este caso, las ecografías son una herramienta valiosa para observar los cambios en el tejido durante la fase de curación y para monitorear cualquier complicación, como infecciones o acumulaciones excesivas de líquido, que puedan requerir intervención médica.

4. Tomografías computarizadas (TAC)

Las TAC son cruciales para identificar los focos de Hamer en el cerebro, pero también pueden usarse para monitorear el progreso de la fase de curación en los órganos afectados.

- *Órganos internos:* Las TAC permiten visualizar con precisión los cambios estructurales en los órganos internos, como el crecimiento celular que ha tenido lugar durante la fase activa del conflicto y cómo estos tejidos están siendo reparados en la fase de curación.

- *Evaluación del cerebro:* Las TAC también pueden mostrar el cambio en el aspecto del foco de

Hamer en el cerebro. Según la NMG, un foco que se vuelve borroso indica que el conflicto está siendo resuelto y que el cerebro está en la fase de curación.

5. *Resonancias magnéticas (RM)*

Las resonancias magnéticas proporcionan una visión detallada de los tejidos blandos y pueden complementar las TAC en la fase de curación. Las RM permiten observar con precisión cómo están avanzando los procesos de regeneración celular en tejidos como los músculos, órganos internos y el sistema nervioso.

- *Tejidos blandos:* Las RM son especialmente útiles en la fase de curación de los conflictos relacionados con el mesodermo nuevo, donde pueden detectarse cambios en los músculos y tendones que han estado bajo el control del cerebro durante el conflicto activo.

- *Inflamación y regeneración:* Las RM pueden mostrar la acumulación de líquido o la inflamación en los órganos en fase de curación, permitiendo al profesional monitorear el proceso de regeneración sin intervención invasiva.

Conclusión: Métodos tradicionales como complemento en la NMG

En la NMG, aunque el diagnóstico se centra en los conflictos biológicos y las fases del conflicto, los métodos clínicos tradicionales, como los análisis de sangre, los rayos X, las ecografías, las tomografías computarizadas y las resonancias magnéticas, siguen siendo útiles como herramientas complementarias. Estas técnicas permiten observar los efectos físicos de los conflictos biológicos resueltos, así como la evolución de los órganos durante la fase de curación. Sin embargo, en lugar de ser herramientas para diagnosticar enfermedades, se emplean para monitorear el proceso de curación y garantizar que el cuerpo esté avanzando correctamente hacia la restauración de su equilibrio.

- **Importancia del seguimiento diagnóstico:**

El seguimiento continuo del estado del paciente durante la fase de curación es esencial para asegurar que el proceso de sanación avance adecuadamente y para evitar malinterpretaciones de los síntomas. Este seguimiento no solo debe centrarse en los aspectos físicos, sino también en el estado emocional del paciente, ya que el conflicto biológico subyacente es fundamental en el proceso de curación.

1. Seguimiento continuo durante la fase de curación
Una vez que el conflicto emocional (DHS) ha sido resuelto, el cuerpo entra en una fase de curación, que se manifiesta en procesos de regeneración y

reparación de los tejidos afectados. Sin embargo, esta fase puede implicar síntomas físicos que, si no se entienden correctamente, pueden ser interpretados como una señal de enfermedad activa en lugar de un proceso de sanación.

- A nivel físico: La regeneración del tejido puede provocar síntomas como dolor, inflamación, fiebre o acumulación de líquidos. Es por ello que es crucial un seguimiento regular con herramientas diagnósticas como análisis de sangre, imágenes (TAC, ecografías, RM) y otros métodos, para monitorear el progreso y confirmar que los síntomas son parte de la regeneración y no un indicio de un problema nuevo.

- A nivel emocional: Aunque el conflicto biológico ha sido resuelto, es importante monitorear el estado emocional del paciente. Un nuevo estrés emocional o la reactivación del conflicto puede detener el proceso de curación o hacer que el paciente recaiga en una fase de conflicto activo. Mantener un enfoque holístico en el bienestar emocional y proporcionar apoyo psicológico o terapias complementarias es clave para asegurar una curación completa.

2. Síntomas de la regeneración del tejido y malinterpretación en diagnósticos tradicionales

Durante la fase de curación, el proceso de regeneración y reparación de tejidos puede causar una serie de síntomas que, desde un enfoque tradicional, pueden ser malinterpretados como nuevas enfermedades o complicaciones. Esto puede llevar a tratamientos innecesarios o intervenciones que interfieren en el proceso natural de sanación.

- *Inflamación y dolor:* A medida que el tejido se regenera, es común que los pacientes experimenten inflamación y dolor. En algunos casos, los análisis de imágenes como radiografías o ecografías pueden mostrar engrosamientos de tejido o acumulaciones de líquido, lo cual podría ser erróneamente interpretado como un tumor o una infección. Sin embargo, estas manifestaciones se consideran como signos positivos de recuperación, y no requieren intervenciones agresivas, sino observación cuidadosa y un enfoque de apoyo.

- *Fiebre y síntomas sistémicos:* La fiebre es otro síntoma común en la fase de curación. En la medicina convencional, la fiebre generalmente se trata como una señal de infección activa, pero en la NMG, se entiende que la fiebre es una manifestación del cuerpo trabajando para reparar el daño causado durante la fase de conflicto activo. Esta fiebre es, por lo tanto, parte del proceso de curación natural y no necesariamente un indicio de una nueva enfermedad.

- *Nuevos exámenes diagnósticos:* Cuando un paciente en la fase de curación se somete a pruebas de diagnóstico tradicionales, los resultados pueden mostrar anomalías que no indican un nuevo problema, sino que reflejan la regeneración del tejido. Por ejemplo, un aumento temporal en los marcadores inflamatorios o en los niveles de glóbulos blancos puede ser parte de la respuesta inmunológica normal durante la curación, pero en un diagnóstico tradicional podrían interpretarse como signos de una nueva enfermedad o infección.

3. *El enfoque preventivo en la NMG*

El seguimiento continuo también tiene un enfoque preventivo, ya que permite detectar si el paciente está experimentando nuevos conflictos emocionales que podrían reactivar el proceso de enfermedad. Se hace énfasis en el bienestar emocional y en la identificación temprana de conflictos biológicos, con el fin de evitar una recaída o la activación de nuevos conflictos que interrumpan el proceso de sanación.

Capítulo 9: Tratamientos

Los tratamientos se basan en una comprensión de la relación entre la psique, el cerebro y el cuerpo, y su enfoque principal es la resolución de los conflictos biológicos que han desencadenado la enfermedad. A diferencia de la medicina convencional, que a menudo se enfoca en atacar los síntomas, aquí se propone una visión donde los tratamientos están orientados hacia la resolución emocional y el acompañamiento del proceso de curación natural del cuerpo.

- **Tratamiento del conflicto biológico**

El punto de partida es la identificación y resolución del conflicto biológico (DHS). La enfermedad se produce como resultado de un choque emocional inesperado. Por lo tanto, el tratamiento debe centrarse en resolver este conflicto emocional, para que el cuerpo pueda entrar en la fase de curación.

Identificación del conflicto:
El primer paso del tratamiento es ayudar al paciente a reconocer y comprender el conflicto emocional que ha causado la enfermedad. Este proceso puede

implicar terapias de apoyo psicológico o la consulta con un profesional capacitado en NMG que ayude al paciente a identificar el DHS.

Resolución emocional:
Una vez identificado el conflicto, el tratamiento se centra en resolverlo emocionalmente. Esto puede implicar hablar sobre el conflicto, encontrar soluciones prácticas, o bien aprender a cambiar la perspectiva sobre el evento traumático. La resolución emocional es fundamental para que el cuerpo pase de la fase activa del conflicto a la fase de curación.

- **Acompañamiento durante la fase de curación**

Después de resolver el conflicto, el cuerpo entra en la fase de curación, donde se manifiestan los síntomas físicos que corresponden a la regeneración y reparación de los tejidos afectados. Durante esta fase, es importante acompañar al paciente y monitorear la evolución de la curación.

Monitoreo de síntomas:
La inflamación, el dolor, la fiebre y la acumulación de líquidos pueden ser parte de la fase de curación. El tratamiento debe centrarse en ayudar al paciente a sobrellevar estos síntomas de manera segura. En muchos casos, se recomienda utilizar tratamientos no invasivos o naturales para aliviar el dolor o la

inflamación, pero sin interferir con el proceso curativo.

Soporte emocional continuo:
Durante esta fase, el paciente puede seguir necesitando apoyo emocional. Mantener la tranquilidad, evitar nuevas situaciones de estrés, y brindar un entorno seguro es crucial para que el cuerpo complete el proceso de curación. También es esencial que el paciente comprenda que estos síntomas son una señal positiva del progreso curativo y no una recaída o empeoramiento de la enfermedad.

- **Rol de los tratamientos médicos convencionales**

Aunque la NMG tiene un enfoque diferente en el tratamiento de las enfermedades, no excluye por completo el uso de tratamientos médicos convencionales en situaciones específicas. Sin embargo, estos tratamientos deben ser aplicados con cautela y siempre teniendo en cuenta el contexto de la fase de curación en la que se encuentra el paciente.

Medicamentos para aliviar síntomas:
En algunos casos, se pueden utilizar medicamentos para aliviar los síntomas severos que interfieren con la calidad de vida del paciente, como el dolor o la fiebre alta. No obstante, la NMG advierte que estos

tratamientos deben utilizarse con moderación, ya que pueden interferir con el proceso natural de curación.

Intervenciones quirúrgicas:
En casos extremos donde el conflicto ha causado daños físicos graves, como grandes tumores o problemas funcionales, la intervención quirúrgica puede ser necesaria. Sin embargo, estas intervenciones deben ser evaluadas cuidadosamente, y el paciente debe comprender que la curación completa depende de la resolución del conflicto emocional.

- **Tratamientos naturales y complementarios**

En la fase de curación, muchos pacientes buscan métodos de tratamiento naturales o complementarios para apoyar el proceso de sanación sin interferir con el cuerpo. Estos tratamientos pueden incluir:

Terapias de relajación:
Como el yoga, la meditación o las técnicas de respiración. Estas prácticas ayudan a reducir el estrés y favorecen un entorno mental y físico adecuado para la curación.

Dieta y nutrición:

Mantener una dieta balanceada es esencial durante el proceso de curación. Se sugiere evitar alimentos que puedan causar inflamación adicional y en su lugar, favorecer una dieta rica en antioxidantes, frutas y verduras frescas, que apoyen la regeneración celular.

Plantas medicinales:
El uso de hierbas y plantas medicinales puede ser una alternativa útil para aliviar síntomas como el dolor o la inflamación sin recurrir a medicamentos convencionales. No obstante, estos tratamientos deben ser supervisados por un profesional calificado para evitar interacciones adversas.

- **Evitar la reactivación del conflicto**

El riesgo de recaída o de reactivar el conflicto original es una preocupación importante en la NMG. El tratamiento debe incluir estrategias para evitar que el paciente se enfrente nuevamente a las mismas circunstancias que provocaron el DHS. Esto puede incluir:

Cambio de perspectiva:
Ayudar al paciente a cambiar su forma de interpretar ciertos eventos para evitar que desencadenen un nuevo choque emocional.

Desarrollo de estrategias de afrontamiento:
Enseñar al paciente nuevas formas de lidiar con el estrés o los conflictos emocionales para prevenir nuevos DHS.

Capítulo 10: El enfoque terapéutico en la NMG

La NMG propone un enfoque terapéutico centrado en la resolución de los conflictos emocionales que subyacen a las enfermedades. Este enfoque, basado en las cinco leyes biológicas descubiertas por el Dr. Ryke Geerd Hamer, busca abordar las causas emocionales que desencadenan los programas biológicos especiales (SBS), permitiendo que el cuerpo entre en una fase de curación natural y consciente.

- **Cómo trabajar en la resolución de los conflictos emocionales**

El primer paso en este proceso consiste en identificar el choque biológico (DHS) que desencadenó el conflicto. Un DHS es un evento inesperado y traumático que el individuo no pudo resolver en el momento en que ocurrió, lo que provocó que el cuerpo iniciara un SBS como respuesta adaptativa.

Una vez que se ha identificado el conflicto emocional, el siguiente paso es trabajar en su resolución. La resolución puede implicar diversos enfoques, dependiendo de la naturaleza del conflicto y de la capacidad del individuo para afrontarlo. Esto puede incluir cambios en la percepción del conflicto, la aceptación emocional de la situación o la implementación de soluciones prácticas que permitan superar el conflicto en cuestión.

Es fundamental que el individuo comprenda que su cuerpo está respondiendo de forma biológica y no "errónea", lo que ayuda a desactivar la carga emocional asociada al conflicto. A medida que el conflicto se resuelve, el cuerpo puede entrar en la fase de curación, donde los síntomas, aunque incómodos, son parte de un proceso de sanación.

- **Técnicas y enfoques terapéuticos recomendados**

El enfoque terapéutico se complementa con diversas técnicas psicológicas y terapéuticas que facilitan la identificación, procesamiento y resolución de los conflictos emocionales que desencadenan las respuestas biológicas en el cuerpo. La NMG reconoce que cada individuo experimenta y procesa los conflictos de manera única, por lo que es esencial personalizar el tratamiento según las necesidades específicas de la persona. A continuación, se presentan algunas de las técnicas más recomendadas que pueden apoyar el enfoque de la NMG.

1. Terapia cognitivo-conductual (TCC)

La Terapia cognitivo-conductual (TCC) es una de las terapias psicológicas más ampliamente utilizadas y está centrada en el principio de que los pensamientos, emociones y comportamientos están interrelacionados. La TCC puede ser extremadamente útil para ayudar al paciente a identificar los patrones de pensamiento negativos o distorsionados que perpetúan el conflicto emocional. Muchos conflictos biológicos, están vinculados a creencias profundas o percepciones que la persona tiene sobre sí misma, su entorno o su vida en general. La TCC trabaja para desafiar y reestructurar estos pensamientos, lo que permite al paciente reducir la intensidad del conflicto emocional y cambiar la forma en que lo experimenta.

Por ejemplo, si una persona está experimentando un conflicto de autovaloración, la TCC puede ayudarla a reconocer los pensamientos autocríticos que alimentan este conflicto y reemplazarlos por pensamientos más equilibrados y constructivos. Este cambio en la percepción emocional contribuye significativamente a la resolución del conflicto, lo que facilita la transición del cuerpo hacia la fase de curación.

2. *Terapias basadas en la aceptación y el compromiso (ACT)*

Las terapias basadas en la aceptación y el compromiso (ACT) se centran en la idea de que, en lugar de intentar suprimir o evitar emociones dolorosas, es más beneficioso aceptarlas como una parte natural de la experiencia humana. La lucha interna para evitar o reprimir los conflictos emocionales es una de las razones por las que los conflictos se agravan y se traducen en síntomas físicos. La ACT fomenta un enfoque de aceptación hacia el conflicto, lo que permite al paciente reconocer y procesar las emociones sin resistirlas.

En lugar de ver el conflicto emocional como algo que debe eliminarse, la ACT anima al paciente a actuar de manera coherente con sus valores fundamentales, incluso si el conflicto emocional sigue presente. Este cambio en la perspectiva ayuda a reducir la carga emocional del conflicto, promoviendo la curación desde dentro.

Por ejemplo, en un conflicto relacionado con una pérdida o separación, la ACT puede guiar al paciente hacia la aceptación de su dolor, ayudándole a seguir adelante sin sentirse atrapado en el sufrimiento. Al aceptar la realidad del conflicto, el paciente puede desactivar su impacto biológico en el cuerpo.

3. Terapia narrativa

La terapia narrativa es un enfoque terapéutico que permite al paciente reformular su relación con los conflictos al contar su historia de una manera que dé sentido a su experiencia. Los conflictos biológicos surgen cuando una experiencia emocional es percibida como demasiado abrumadora o traumática para procesarla en el momento en que ocurre. La terapia narrativa ofrece al paciente la oportunidad de reorganizar su experiencia y reinterpretarla de manera que se sienta empoderado, en lugar de víctima de los eventos.

Este enfoque permite que el paciente se distancie del conflicto emocional y lo vea desde una nueva perspectiva. Al contar su historia de manera que le dé un nuevo significado, el paciente puede liberar la carga emocional y resolver el conflicto a nivel biológico.

Por ejemplo, una persona que ha experimentado una separación dolorosa puede trabajar en la terapia narrativa para dar sentido a su experiencia, lo que le permite recontextualizar el conflicto de una forma que lo desactive emocionalmente. Esta reconceptualización puede aliviar la presión interna que el conflicto estaba ejerciendo sobre su cuerpo.

4. Mindfulness y meditación

Las prácticas de mindfulness y meditación se han demostrado extremadamente efectivas para reducir el estrés, aumentar la autoconciencia y promover el bienestar emocional. Estas prácticas son herramientas valiosas que pueden ayudar al paciente a mantenerse presente y consciente de sus emociones, sin verse arrastrado por los patrones reactivos de pensamiento o de comportamiento.

El mindfulness, que implica prestar atención plena y sin juicio a las experiencias del momento presente, permite que el paciente observe sus pensamientos y emociones sin dejarse llevar por ellos. Esto es crucial cuando se trabaja en la resolución de conflictos emocionales, ya que evita que el paciente quede atrapado en el ciclo de la evitación o la negación.

La meditación puede complementar el mindfulness al ofrecer un espacio tranquilo donde el paciente puede reducir la actividad mental y cultivar una mayor claridad sobre su situación emocional. La meditación también es útil para regular el sistema nervioso, lo que ayuda a calmar los efectos biológicos del estrés asociado a los conflictos no resueltos.

Ambas técnicas permiten al paciente desconectar de la respuesta automática al conflicto y observar la situación desde una perspectiva más neutral y compasiva, facilitando así la curación emocional y biológica.

Adaptación de las terapias a las necesidades del individuo

Es importante destacar que cada persona procesa los conflictos emocionales de manera diferente, por lo que es esencial adaptar las terapias a las necesidades específicas del individuo. Algunas personas pueden beneficiarse más de un enfoque cognitivo, mientras que otras pueden encontrar más útil una técnica basada en la aceptación o la narración de su experiencia.

El terapeuta debe trabajar de manera colaborativa con el paciente para identificar qué enfoque o combinación de técnicas es la más adecuada en cada caso. Además, es crucial respetar el ritmo del paciente, asegurándose de que se sienta seguro y capacitado para trabajar en la resolución de sus conflictos sin presión.

- **El papel de la autocomprensión y el empoderamiento del paciente**

Uno de los principios centrales es el empoderamiento del paciente. La NMG promueve que las personas tomen un papel activo en su proceso de curación, comprendiendo las causas emocionales de su enfermedad y participando conscientemente en su resolución.

La autocomprensión es clave en este proceso. A través de la reflexión y el autoconocimiento, el individuo puede identificar los patrones emocionales y psicológicos que han contribuido a la manifestación de sus síntomas físicos. Entender que la enfermedad no es una agresión externa, sino una respuesta biológica a un conflicto emocional, permite al paciente tomar el control de su proceso de curación.

El empoderamiento del paciente también implica desarrollar la capacidad de afrontar los conflictos de manera más efectiva en el futuro, evitando la reactivación de los SBS. A medida que el paciente aprende a identificar y gestionar los conflictos emocionales de manera saludable, reduce la probabilidad de que estos conflictos se conviertan en enfermedades físicas.

- **Integración de la NMG con otros enfoques terapéuticos**

Si bien la NMG ofrece un enfoque específico para tratar las enfermedades, puede integrarse con otros enfoques terapéuticos para brindar un tratamiento más completo. En muchos casos, las terapias convencionales, como los tratamientos médicos o farmacológicos, pueden ser necesarias para aliviar los síntomas físicos severos durante la fase de curación.

La combinación de la NMG con terapias complementarias, como la acupuntura, la homeopatía o la naturopatía, también puede ser beneficiosa. Estas terapias pueden apoyar el proceso de curación al estimular el sistema inmunológico y aliviar los síntomas físicos sin interferir en el proceso natural de reparación del cuerpo.

Además, es esencial que los profesionales de la salud que integren la NMG con otros enfoques lo hagan respetando la autonomía del paciente y su derecho a elegir el tratamiento que mejor se adapte a sus necesidades. La NMG no está en contra de la medicina convencional, sino que ofrece una visión complementaria basada en la comprensión biológica de los conflictos emocionales.

- **Aplicación de las cinco leyes biológicas en el enfoque terapéutico**

Las cinco leyes biológicas descubiertas por el Dr. Hamer son la base de todo el enfoque terapéutico de la NMG. Estas leyes permiten entender el desarrollo de la enfermedad, desde el momento en que se produce el (DHS) hasta la fase de curación. Aplicarlas en el proceso terapéutico implica guiar al paciente para que comprenda cómo su conflicto emocional ha generado una respuesta biológica específica (SBS) y cómo los síntomas que experimenta forman parte de un ciclo de adaptación y curación.

El profesional que sigue la NMG debe acompañar al paciente en cada fase del proceso, ayudándolo a entender en qué fase del SBS se encuentra y qué esperar en la fase de curación. Este conocimiento permite que el paciente se sienta más seguro y menos ansioso ante los síntomas que puedan surgir durante su recuperación.

Al aplicar las cinco leyes biológicas en la terapia, se destaca el papel central de la psique y el cerebro en la regulación del proceso de curación. El paciente aprende a confiar en su cuerpo y en su capacidad para sanar, reconociendo que los síntomas físicos son parte de una respuesta biológica diseñada para restaurar el equilibrio natural.

Capítulo 11: Críticas y controversias

En este capítulo se examinan tanto las críticas formuladas por la comunidad científica y médica como las razones que han llevado a algunos a seguir defendiendo la NMG.

- **Fundamentos científicos cuestionados**

La base teórica, que asocia los conflictos emocionales con la aparición de enfermedades, ha sido ampliamente cuestionada por la comunidad científica. La teoría de las cinco leyes biológicas de Hamer, que explica cómo un choque emocional (DHS) se manifiesta en el cerebro y afecta a los órganos, no ha sido validada en estudios clínicos.

Crítica principal:
Ninguno de los principios de la NMG ha sido comprobado científicamente ni publicado en revistas revisadas por pares. La comunidad científica sigue sosteniendo que las enfermedades, especialmente el cáncer, tienen causas multifactoriales, que incluyen factores genéticos, ambientales y de estilo de vida.

Respuesta de los defensores:

Los seguidores argumentan que el enfoque holístico propuesto por Hamer ofrece una comprensión más profunda de la conexión mente-cuerpo, que a menudo es desatendida por la medicina convencional. Para algunos, el valor de la NMG radica en la capacidad de tratar tanto los aspectos emocionales como físicos de la enfermedad.

- **Rechazo de tratamientos médicos convencionales**

Uno de los aspectos más controvertidos de la NMG es su rechazo de los tratamientos médicos convencionales como la quimioterapia y la radioterapia. Hamer sostenía que estas intervenciones son innecesarias y dañinas, ya que el cuerpo puede curarse por sí solo si el conflicto emocional subyacente se resuelve.

Crítica principal:
Los profesionales de la salud han advertido que rechazar tratamientos convencionales puede poner en peligro la vida de los pacientes. Existen varios casos documentados en los que personas que siguieron la NMG abandonaron tratamientos médicos efectivos y sufrieron consecuencias graves, incluidos fallecimientos prematuros.

Respuesta de los defensores:

Para los defensores, la decisión de no someterse a quimioterapia o radioterapia es una opción personal. Argumentan que el enfoque de la medicina convencional es invasivo y a menudo no toma en cuenta el bienestar emocional de los pacientes. Sostienen que los pacientes deben tener el derecho de elegir qué enfoque seguir, siempre que estén debidamente informados.

- **Procedimientos legales y prohibiciones**

La práctica de la NMG ha sido objeto de prohibiciones y acciones legales en varios países europeos, debido a los riesgos que supone para la salud pública. En Alemania, Hamer perdió su licencia médica en 1986, y desde entonces ha enfrentado múltiples acusaciones por ejercer la medicina sin licencia.

Crítica principal:
Las autoridades sanitarias en países como Francia, España y Austria han emitido advertencias sobre la NMG, debido al riesgo que implica abandonar tratamientos médicos convencionales en favor de un sistema no validado científicamente.

Respuesta de los defensores:
Sostienen que estas prohibiciones son el resultado de un sistema médico y legal influenciado por los intereses de la industria farmacéutica. Argumentan

que se debería permitir que las personas elijan qué tratamiento seguir sin intervención gubernamental, siempre que se respeten los derechos individuales.

- **Falta de verificación científica**

Hasta la fecha, ningún estudio revisado por pares ha demostrado la validez de las cinco leyes biológicas. Las teorías de Hamer no han sido respaldadas por la comunidad científica, lo que ha llevado a que la NMG sea considerada una pseudociencia.

Crítica principal:
La falta de pruebas científicas es un factor clave que ha llevado al rechazo por parte de los sistemas de salud oficiales. Los expertos insisten en que la medicina debe basarse en investigaciones controladas y reproducibles.

Respuesta de los defensores:
A pesar de la falta de estudios científicos, los defensores consideran que el sistema médico convencional está cerrado a explorar enfoques alternativos. Creen que la conexión mente-cuerpo es clave en la comprensión de la salud y el bienestar.

- **Controversia ética**

Promover una terapia sin evidencia científica sólida plantea un dilema ético, especialmente cuando se trata de pacientes gravemente enfermos. En muchos casos, los críticos han acusado a los promotores de la NMG de ofrecer falsas esperanzas.

Crítica principal:
Los médicos y defensores de los derechos de los pacientes han cuestionado la ética de quienes promueven la NMG, argumentando que inducir a los pacientes a rechazar tratamientos probados puede poner en peligro su vida.

Respuesta de los defensores:
Los defensores afirman que la medicina convencional también plantea dilemas éticos, al someter a los pacientes a tratamientos invasivos y costosos. La NMG, según ellos, ofrece un enfoque menos invasivo y más respetuoso con el cuerpo.

- **Conexiones controversiales con grupos antisistema**

La NMG ha sido vinculada con ciertos movimientos alternativos y teorías de conspiración que ven la medicina convencional como un "sistema corrupto" dominado por intereses financieros. Estos movimientos suelen sostener que los gobiernos y las grandes corporaciones farmacéuticas están más interesados en mantener un sistema lucrativo que en explorar alternativas que podrían desafiar los paradigmas médicos actuales.

Crítica principal:
Esta asociación con movimientos antisistema ha añadido una capa de desconfianza en torno a la NMG, dificultando que sea vista como un enfoque serio y profesional. La vinculación con teorías de conspiración ha contribuido a su percepción negativa en los medios científicos, y ha generado aún más controversia en la opinión pública.

Respuesta de los defensores:
Los defensores argumentan que el rechazo de la medicina convencional hacia este enfoque está motivado por intereses financieros. Creen que la industria farmacéutica, al estar profundamente arraigada en el sistema médico, evita que se investiguen enfoques alternativos que podrían beneficiar a los pacientes y no generar ingresos por tratamientos farmacológicos.

- **Conclusión**

La Nueva Medicina Germánica sigue siendo un tema profundamente controvertido. Mientras que sus críticos la consideran una pseudociencia peligrosa, sus seguidores creen que ofrece un enfoque integral para la salud.

Capítulo 12: El futuro de la NMG

La Nueva Medicina Germánica, desarrollada por el doctor Ryke Geerd Hamer, ha suscitado un gran debate desde su creación, tanto en el ámbito médico como en la sociedad en general. A pesar de la controversia, ha ganado adeptos que creen firmemente en sus principios y en su enfoque holístico hacia la salud.

- **Expansión de la NMG: Nuevas comunidades y seguidores**

A lo largo de los años, la NMG ha atraído seguidores en todo el mundo que buscan alternativas a la medicina convencional. Estos seguidores se sienten atraídos por el enfoque holístico que integra la conexión entre la psique, el cerebro y los órganos en el desarrollo de enfermedades.

Comunidades y movimientos:
En algunos países, se han formado comunidades que promueven la enseñanza de la NMG, creando redes de apoyo para aquellos que buscan aprender más sobre el enfoque de Hamer. En línea, foros y redes sociales han facilitado la difusión de sus ideas,

ayudando a conectar a personas que buscan una medicina alternativa más centrada en la causa emocional de las enfermedades.

Educación y formación:
En el futuro, es probable que los seguidores intenten formalizar programas educativos que formen a terapeutas y profesionales de la salud en los principios de la NMG. Aunque este enfoque sigue siendo controversial, la demanda de medicina alternativa y enfoques naturales puede impulsar la creación de programas educativos informales o alternativos.

- **Desafíos científicos y médicos**

Uno de los mayores desafíos es su falta de aceptación por parte de la comunidad médica convencional. Los principios de la NMG no han sido validados científicamente en estudios controlados y replicables, y muchas de sus afirmaciones son rechazadas por la medicina basada en la evidencia. El futuro de la NMG dependerá de si se pueden realizar estudios rigurosos para demostrar su eficacia y si puede ser evaluada objetivamente.

Investigación científica:
Uno de los caminos potenciales hacia la legitimación de la NMG sería la realización de estudios clínicos y científicos que validen o refuten sus principios. Hasta

la fecha, no ha habido suficiente investigación independiente que respalde las afirmaciones, lo que ha limitado su aceptación en la comunidad médica. La creación de estudios éticos y controlados, aunque difícil, sería crucial para su aceptación en el futuro.

Críticas y controversias:
La NMG ha sido objeto de críticas importantes, especialmente por la negativa a seguir tratamientos médicos convencionales en casos graves como el cáncer. A lo largo de los años, ha habido casos públicos de pacientes que han rechazado la quimioterapia y otros tratamientos convencionales, con resultados fatales. Este tipo de incidentes ha afectado negativamente a su percepción, lo que plantea un obstáculo significativo para su futuro.

- **Regulación y desafíos legales**

En muchos países, las prácticas de medicina alternativa están sujetas a regulación legal. La NMG, como medicina alternativa, se encuentra en una posición delicada debido a la controversia en torno a su enfoque. En el futuro, sus promotores podrían enfrentar mayores desafíos legales si se considera que el enfoque pone en riesgo la vida de los pacientes al negar o retrasar tratamientos convencionales que son considerados necesarios.

Leyes sobre prácticas médicas:

En varios países, los profesionales que practican la NMG podrían enfrentarse a restricciones o sanciones si no cumplen con las normativas legales. Es probable que el debate legal sobre la práctica de la NMG continúe, especialmente en casos donde se cuestiona si los profesionales están protegiendo adecuadamente a los pacientes.

Ética médica:
Desde un punto de vista ético, dependerá de cómo maneje los casos en los que los pacientes opten por seguir este enfoque en lugar de tratamientos convencionales. La bioética juega un papel importante en los sistemas de salud, y la NMG tendrá que demostrar que su enfoque es seguro y que no pone en peligro la vida de los pacientes.

- **Futuro de la NMG como enfoque complementario**

A pesar de la controversia, la NMG podría encontrar un espacio dentro de un enfoque más amplio de medicina integrativa o complementaria. Esto implicaría que los pacientes pudieran utilizarla junto con tratamientos convencionales, en lugar de elegir uno sobre el otro.

Medicina integrativa:
En el contexto de la medicina integrativa, los principios de la NMG podrían utilizarse para ayudar

a los pacientes a comprender mejor el impacto emocional en su salud, mientras continúan con los tratamientos convencionales necesarios. En este enfoque, la NMG no reemplazaría la medicina tradicional, sino que funcionaría como un complemento para apoyar el bienestar emocional y mental del paciente.

Terapias de apoyo emocional:
El enfoque sobre el impacto de los conflictos emocionales en la salud puede inspirar a las terapias de apoyo emocional y psicológico que ya están integradas en algunos sistemas médicos convencionales. La psicoterapia, el mindfulness y otros enfoques que promueven la conexión entre la mente y el cuerpo son cada vez más valorados, y la NMG podría encontrar su lugar en ese espacio.

- **Aceptación social y cultural**

El futuro también depende en gran medida de la aceptación social. Si bien ha encontrado seguidores en ciertas comunidades, muchas personas siguen considerandola como una teoría marginal debido a su rechazo por parte de la medicina convencional. Sin embargo, el creciente interés por la medicina alternativa y los enfoques holísticos en la salud podría impulsar una mayor aceptación en ciertos sectores de la sociedad.

Cambio de percepción:
A medida que más personas buscan alternativas a los enfoques tradicionales en la medicina, es posible que la NMG encuentre un terreno más fértil en términos de aceptación social. El auge de la medicina natural y los enfoques de autocuidado puede ofrecer oportunidades para que se expanda.

- **La visión de los seguidores de la NMG**

Los seguidores ven su futuro como un cambio paradigmático en la comprensión de la salud y la enfermedad. Según ellos, representa una visión más completa de la salud, donde el cuerpo, la mente y las emociones están profundamente conectados. Para ellos, el futuro de la NMG es la integración de este enfoque en las instituciones médicas convencionales, lo que llevaría a una nueva forma de entender y tratar las enfermedades.

FIN

Quiero expresar mi más sincero agradecimiento a todos los lectores que han dedicado su tiempo y atención a explorar las profundidades de la Nueva Medicina Germánica a través de este libro. Su interés en comprender la interconexión entre la mente, el cuerpo y la enfermedad es un paso valioso hacia una vida más plena y saludable.

Espero que este viaje educativo haya sido tan enriquecedor para ustedes como lo ha sido para mí al escribirlo. Mi deseo es que los principios aquí expuestos les inspiren a explorar más sobre su bienestar y a considerar el papel fundamental que juegan sus emociones en su salud.

Gracias por acompañarme en esta exploración y por abrir su mente a nuevas posibilidades. Les deseo éxito en su camino hacia la salud y el bienestar.

NOTA

Esta obra es el resultado de un esfuerzo personal de investigación, recopilación y estructuración de información relacionada con la Nueva Medicina Germánica. Se ha procurado que el contenido aquí expuesto sea lo más preciso posible dentro de los conocimientos y recursos al alcance. No obstante, cabe destacar que la NMG no está reconocida ni regulada oficialmente por las instituciones de salud, y el contenido de este libro no ha sido revisado por un profesional acreditado en la materia.

Dado que esta obra tiene como fin divulgar la existencia de la NMG y ofrecer una visión introductoria sobre el tema, puede contener errores o imprecisiones. Por tanto, la información contenida no debe ser utilizada como método de diagnóstico o tratamiento. Siempre se recomienda acudir a un profesional de la salud cualificado ante cualquier cuestión relacionada con la salud o la enfermedad.

La intención de este libro es meramente informativa y motivacional, invitando al lector a conocer más sobre este enfoque, investigar por su cuenta y adquirir un mayor entendimiento sobre la salud. Para mayor claridad, se incluye una exención de responsabilidad al principio del libro que aclara los límites del contenido y la responsabilidad del lector en su aplicación.

www.ingramcontent.com/pod-product-compliance
Lightning Source LLC
Chambersburg PA
CBHW070144230526
45471CB00002B/507